# 心と体を蝕む「ネット依存」から子どもたちをどう守るのか

監修
**樋口 進**
国立病院機構 久里浜医療センター院長

ミネルヴァ書房

[はじめに]

# 知っていますか？ ネット依存

久里浜医療センター院長　**樋口　進**

近年よく聞かれるようになった「ネット依存」という言葉は、多くの人にとってまだ耳新しいものかもしれません。いまだ病気として認知されていないだけでなく、医学的な研究も歴史が浅く、「ネット依存」に対する正確な定義もようやくできつつある段階だからです。

といっても、インターネットが広く使われるようになりはじめた1990年代半ばには、ネットの過剰使用によってさまざまな問題が起こるという研究報告が出ていますし、ネットの普及にともない、報告数が増え続けているという現実があります。ネット依存を診断するガイドラインの整備もこれからですが、インターネットと私たちの関わりのなかで、ネット依存と呼ぶにふさわしい深刻な問題が起きていることは間違いのない事実なのです。

■ ネット依存は「行動嗜癖（しへき）」

ネットに限らず、人はいろいろなものに依存する傾向があります。

たとえばアルコール、ニコチン（タバコ）、違法性薬物、ギャンブル、買い物、性行動などなど。例を挙げればきりがないほどで、これらを大別すると2つのグループに分けることができます。

ひとつは「物質依存（substance dependence）」と呼ばれるものです。アルコールや薬物などの物質を体内に吸収することで心地よくなり、次第にそれが癖になって何をしていてもその物質が頭から離れなくなり、

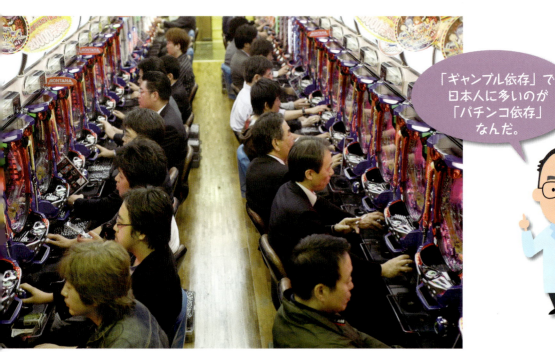

「ギャンブル依存」で日本人に多いのが「パチンコ依存」なんだ。

● 日本ではおなじみのパチンコ。日本人のパチンコ人口は『レジャー白書2016』によると約1000万人。そのなかにはパチンコ依存も少なくない。
（写真提供：ユニフォトプレス）

● 深夜でもゲームなどに興じながらパソコンの前に座り続ける「ネット依存」。
「ギャンブル依存」と同じ「行動依存」の一種と考えられる。
（写真提供：ユニフォトプレス）

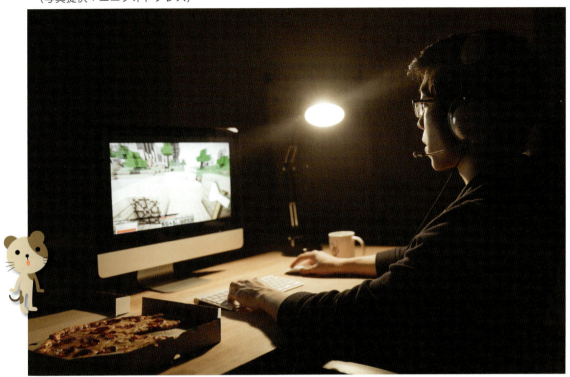

その使用をコントロールできなくなって使用量も増え、健康や生活に重大な支障が出てくるというものです。

もうひとつは「行動嗜癖（behavioral addiction）」です。アルコールなどの物質が関与せず、ある行動が行きすぎた状態を指します。ギャンブルや性行動などがあてはまり、依存になるとその行動にとらわれてコントロールが効かなくなる、止めようと思っても止められないという症状がみられます。ネット依存は、この行動嗜癖に属するものといえます。

専門用語では「嗜癖」ですが、本書では一般的な呼び名である「ネット依存（internet addiction）」を用いることにします。

参考として、依存に関する世界保健機関（WHO：World Health Organization）の疾病分類 ICD-11 の定義とアメリカ精神医学会の DSM-5 の定義を載せておきます。

## ■ アメリカではじまった研究

ネット依存の研究は、先に述べたように90年代にアメリカからはじまりました。心理学者のキンバリー・ヤング博士が1995年からピッツバーグ大学でネット依存の研究を開始しています。その著書『インターネット中毒』（毎日新聞社、1998年）では、1日10時間以上パソコンの前に座ってチャットを続けた結果、多額のインターネット接続料を請求されて生活費に困窮する女性の例（当時は定額制ではなく従量制だったため）や、夫が週に50時間近くネット

をしたことから離婚してしまった夫婦の例などが紹介されています。ヤング博士はネット依存を次のように定義しています。

「インターネットに過度に没入してしまい、コンピュータや携帯電話が使用できないと何らかの情緒的苛立ちを感じること、また実生活における人間関係を煩わしく感じたり、通常の対人関係や日常生活の心身状態に弊害が生じているにもかかわらず、インターネットに精神的に嗜癖してしまう状態」

止めようと思っても止められない依存状態に陥った人は、結局のところさまざまな健康問題や社会的問題を引き起こすことになってしまいます。

■ 韓国で起きている深刻な事態

ネット依存の問題が最も深刻になっているのは韓国です。韓国では1990年代に深刻な経済不況に陥りましたが、そこから抜け出すために政府はIT産業の育成に力を注ぎました。その結果としてネットゲーム産業が活気づき、さまざまに工夫を凝らしたネットゲームが登場。このゲームにはまっていく若者が後を絶ちませんでした。その結果、2004年頃にはネットゲームによる死亡事例が年間数十件も発生するという異常事態になりました。

ゲームをするために自室やネットカフェに閉じこもり体を動かさないでいて、いわゆる「エコノミークラス症候群」（→p.21）を起こして急死したり、多額の課金などを苦にして自殺してしまったりしたのです。

またネットゲームを止めようとした父親を息子が刺し殺すという事件まで発生して

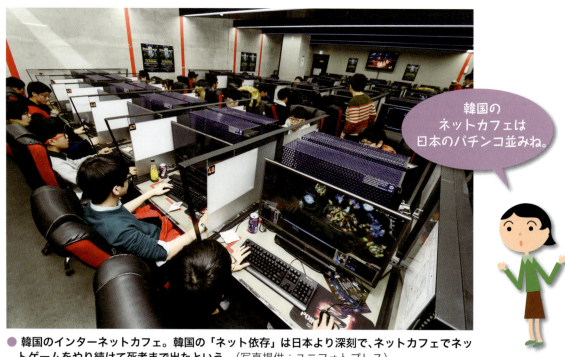

● 韓国のインターネットカフェ。韓国の「ネット依存」は日本より深刻で、ネットカフェでネットゲームをやり続けて死者まで出たという。（写真提供：ユニフォトプレス）

韓国のネットカフェは日本のパチンコ並みね。

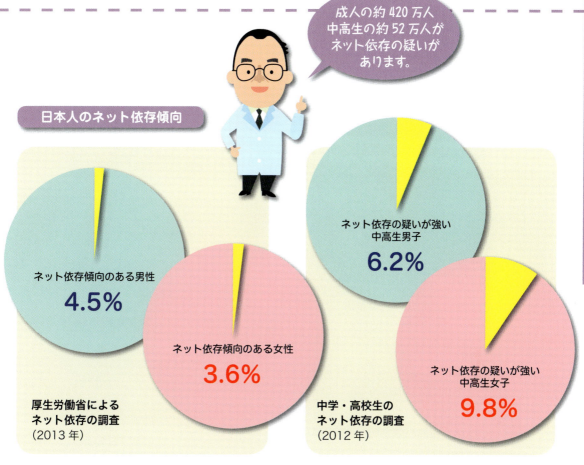

## ■ 中高生52万人がネット依存

　韓国で大人気となったネットゲームは、やがて隣国の中国や日本にも入ってきました。するとたちまち多くの若者を魅了して、これにはまっていく者が増えていきました。

　もともと日本ではネットに接続されていない、一人で楽しむタイプのゲーム機器が主流でしたが、ネットゲームにどんどん取って代わられてきています。

　私たちは2013年に厚生労働科学研究の一環としてネット依存に関する調査を行いました。その結果、ネット依存の傾向がある者の割合は男性で4.5％、女性が3.6％であることがわかりました（2008年の同じ調査と比べるとほぼ1.5倍に増えています）。

　これを総人口から推計すると、約420万人がネット依存傾向を持っていることになります。しかもこの数字は成人に限ったもので、生まれたときからネット環境が整っているなかで育ってきた若い世代は含まれていません。

　また、2012年には全国の中学・高校生10万人を対象にネット依存に関する調査を行いました。その結果、中高生男子の6.2％、女子の9.8％がネット依存の疑いが強く、その数は52万人に上ると推計されました。同様の調査はヨーロッパ12カ国でも行われており、平均15歳の青少年のうち男性5.2％、女性3.8％がネット依存の疑いがあるという結果が出ています。これと比較しただけでも、わが国の中高生のネット依存がより深刻であることが示されています。

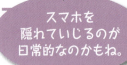

スマホを隠れていじるのが日常的なのかもね。

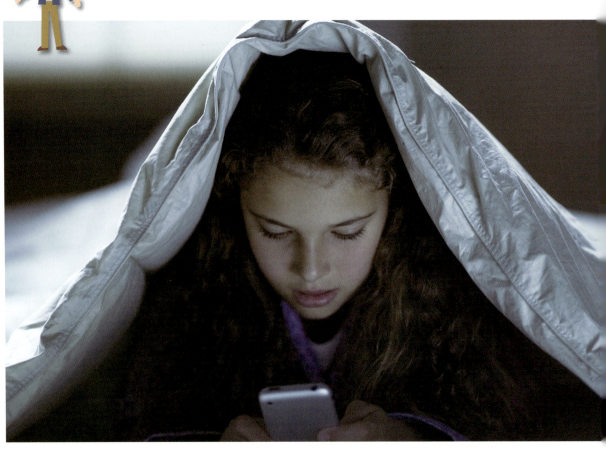

●子どもにとってスマートフォンはとても身近な存在になった。スマホ依存の一歩手前にいる子どもが増えているかもしれない。
（写真提供：ユニフォトプレス）

## ■ 若年層に広がるネット依存

　また2014年に総務省が行ったネット依存傾向の調査によると、10〜20代のネット依存傾向が高く、しかもその傾向はスマートフォン所有者ほど顕著であることが明らかになっています（詳しくは→ p.18）。

　ネットに夢中になると、学業や仕事に支障をきたし、不眠や抑うつ状態に悩まされるようになります。また、食生活が不安定で低栄養状態のまま動かずにいるため、体力が10代なのに40代のレベルまで衰えてしまいます。あるいは、家族や友人との関係に支障が出るなど、ネット依存による問題は多岐にわたります。

　さらにネット依存の大きな問題は、若年化ということです。小学生などまだ未成熟な段階でネットに熱中した結果、その後の人生にどのような影響が出るのかも懸念されます。

　未来のある若者に、人生を踏み外すかもしれないような真似はさせたくありません。私たちはネット依存と真摯に向き合う必要があります。

## ■ ICD-11によるネット依存の定義

　世界保健機関（WHO）から2018年に発表される国際疾病分類の第11版（ICD-11）に、新たに「ゲーム障害（gaming disorder）」が収載されます。ネット依存をゲーム障害ととらえたその定義は、WHOのホームページによれば以下のとおりです。現時点では、これが診断基準となる予定です。

> ゲーム障害とは、持続または反復するゲーム行動で、以下の4つの症状を示す。
>
> 1. ゲームのコントロールができない。
> 2. 他の興味や活動より、ゲームを優先させる。
> 3. （ゲームにより）問題が起きているにもかかわらず、ゲームを続ける。
> 4. 個人、家族、社会、教育、職業やその他の重要な機能に著しい問題が生じている。
>
> ゲーム障害の下位分類
> 1) ゲーム障害のうち、主にオフライン
> 2) ゲーム障害のうち、主にオンライン

## ■ DSM-5によるネット依存の定義

　2013年5月にアメリカ精神医学会が発刊した『精神疾患の診断と統計の手引き 第5版』(Diagnostic and Statistical Manual of Mental Disorder：DSM-5) では、今後研究が進められるべき精神疾患の1つとして「インターネットゲーム障害」を提案しています。その定義は次のとおりで、過去12カ月の間に5項目あるいはそれ以上当てはまる場合、インターネットゲーム障害と考えられます。

> 1. インターネットゲームに夢中になっている。（前回のゲームのことを考えたり、次のゲームを待ち望んだりして、インターネットゲームが日常生活の主要な活動となる）
> 2. インターネットゲームが取り上げられたとき離脱症候群を起こす。（典型的な症状は、イライラ・落ち着きのなさ・不安・心苦しさ・嘆き・悲しみなど）
> 3. 耐性がある。インターネットゲームに参加する時間が増えていく必要性がある。
> 4. インターネットゲームへの参加をコントロールしようとする試みが成功しない。
> 5. インターネットゲームの結果として、インターネットゲーム以外の趣味や楽しみへの関心がなくなる。
> 6. 心理社会的な問題があるとわかっていても、インターネットゲームを継続してやり過ぎてしまう。
> 7. インターネットゲームの使用量について、家族やセラピストその他の人たちにウソをついたことがある。
> 8. 否定的な感情（無力感、罪悪感、不安など）から逃げるため、あるいはまぎらわせるためにインターネットゲームを利用する。
> 9. インターネットゲームによって、大切な人間関係、職業、教育あるいは経歴を積む機会が危うくなったり、失ったりしたことがある。

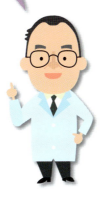

ネット依存の診断基準は、ICD-11のものが採用される。DSM-5の定義は参考とされるべきもの。

## ■ ネット依存のテスト①

　インターネット使用実態について、p.5でも紹介したように、厚生労働省の研究班が全国の中学生・高校生を対象に2012年に調査を行っています。その結果、勉強以外に5時間以上インターネットを使用している割合は、平日で中学生男子8.9％、中学生女子9.2％、高校生男子13.8％、高校生女子15.2％となっています。さらに休日になると中学生男子が13.7％、中学生女子14.2％、高校生男子20.5％、高校生女子22.1％にまでおよんでいます。

　また、インターネット依存の診断補助に使用される診断質問票DQ（Diagnostic Questionnaire）を用いて行った調査の結果、インターネット依存が疑われる割合は中高生男子で6.2％、中高生女子で9.8％にのぼるという結果が出ています。

　DQはキンバリー・ヤング博士がギャンブル依存の診断ガイドラインを基に作成したもので、8項目の質問を行い、このうち5つにあてはまる人を依存状態にあると判定します。このテストは、ネット依存状態にあるかどうかを、比較的簡単に自分でチェックできます。本物のネット依存になる前に、自分にどの程度の依存傾向があるかを知るためにとても重要なテストです。

　あなたも右ページにある8項目の質問に答えてみてください。

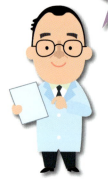

大事なことは、ネット依存になってしまう前に、まず自分の依存傾向を知ることなんだ。それが予防の第一歩だよ。

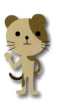

### テストの評価

☐ 5項目以上に該当した場合は「病的な使用（ネット依存状態）」。
☐ 3項目の該当の場合は「ネット依存予備軍」。
☐ 2項目以下ではまだ依存状態ではありません。

**DQ**

「はい」か「いいえ」で答えてください。
「はい」なら ✔ をつけてください。

☐ Q1.　あなたはインターネットに夢中になっていると感じていますか?

☐ Q2.　満足を得るためにネットを使う時間をだんだん長くしていかねばならないと感じていますか?

☐ Q3.　ネット使用を制限したり、時間を減らしたり、完全にやめようとして失敗したことがたびたびありましたか?

☐ Q4.　ネット使用時間を短くしたり、完全にやめようとしたとき、落ち着かなかったり不機嫌や落ち込み、またはイライラなどを感じますか?

☐ Q5.　使いはじめに意図したよりも長い時間オンラインの状態でいますか?

☐ Q6.　ネットのために大切な人間関係、学校のことや部活動のことを台無しにしたり、危うくするようなことがありましたか?

☐ Q7.　ネットへの熱中のしすぎを隠すために、家族、学校の先生やそのほかの人たちにウソをついたことがありますか?

☐ Q8.　問題から逃げるために、または絶望的な気持ち、罪悪感、不安、落ち込みなどといった嫌な気持ちから逃げるためにネットを使いますか?

## ■ ネット依存のテスト②

　IGDT-10とは、Ten-Item Internet Gaming Disorder Test（10問インターネットゲーム障害テスト）のこと。インターネットゲームにどれぐらいのめり込んでいるかを調べるテストです。

　ゲームについての右ページにある文章を読んでください。このテストで使われている「ゲーム」とは、オンラインやオフラインなどを含めたすべてのビデオゲームのことです。

　10項目ある質問のそれぞれが過去12カ月間、どの程度、そしてどれくらい頻繁にあなたに当てはまるかを
□まったくなかった
□ときどきあった
□よくあった
の3つの項目から選んで ✓ をつけてください。

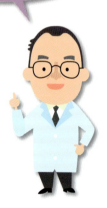

このテストは、ゲームによるネット依存の強さを知るためのもの。点数が基準以上だとかなり深刻かもしれない。

ゲームに熱中することは、ネット依存への近道ね。

### 採点方法

DSM-5の診断項目の評価のためには、以下のように各項目の回答を2つに分けています。
「まったくなかった」と「ときどきあった」の回答は基準を満たさないと評価され0点。「よくあった」は基準を満たすと評価され1点。
問9と問10は同じ診断項目を2つに分けて聞いています。すなわち質問9または10のどちらか、または両方が「よくあった」場合に1点となります。

### テストの評価

合計が5点以上の場合「インターネットゲーム障害」とみなされます。

## IGDT-10

次の質問に「まったくなかった」「ときどきあった」「よくあった」のどれがあてはまるかを選んで ☑ をつけてください。

まったくなかった　ときどきあった　よくあった

1. ゲームをしていないときにどれくらい頻繁に、ゲームのことを空想したり、以前にしたゲームのことを考えたり、次にするゲームのことを思ったりすることがありましたか。

2. ゲームがまったくできなかったり、いつもよりゲーム時間が短かったとき、どれくらい頻繁にソワソワしたり、イライラしたり、不安になったり、悲しい気持ちになりましたか。

3. 過去12カ月間で、十分ゲームをしたと感じるために、もっと頻繁に、またはもっと長い時間ゲームをする必要があると感じたことがありますか。

4. 過去12カ月間で、ゲームをする時間を減らそうとしたが、うまくいかなかったことがありますか。

5. 過去12カ月間で、友人に会ったり、以前に楽しんでいた趣味や遊びをすることよりも、ゲームの方を選んだことがありますか。

6. 何らかの問題が生じているにもかかわらず、長時間ゲームをしたことがありますか。問題とは、たとえば睡眠不足、学校での勉強や職場での仕事がはかどらない、家族や友人と口論する、するべき大切なことをしなかった、などです。

7. 自分がどれくらいゲームをしていたかについて、家族、友人、またはほかの大切な人にバレないようにしようとしたり、ゲームについてそのような人たちに嘘をついたことがありますか。

8. 嫌な気持ちを晴らすためにゲームをしたことがありますか。嫌な気持ちとは、たとえば無力に感じたり、罪の意識を感じたり、不安になったりすることです。

9. ゲームのために大切な人間関係をあやうくしたり、失ったことがありますか。

10. 過去12カ月間で、ゲームのために学校での勉強や職場での仕事がうまくできなかったことがありますか。

はじめに ● 知っていますか? ネット依存

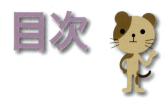

# 目次

[はじめに]
## 知っていますか？ ネット依存 ……… 2
久里浜医療センター院長　樋口　進

- ネット依存は「行動嗜癖」　■ アメリカではじまった研究
- 韓国で起きている深刻な事態　■ 中高生52万人がネット依存
- 若年層に広がるネット依存　■ ICD-11によるネット依存の定義
- DSM-5によるネット依存の定義　■ ネット依存のテスト①
- ネット依存のテスト②

## 第1章　ネット依存の驚くべき実態

### 世界に広がるネット依存 ……… 18
- 総務省が行った国際比較調査　■ 韓国のネット依存状況
- ネット依存の低年齢化と対策　■ インドネシアのネット依存状況
- コラム　キンバリー・ヤング博士のインターネット依存度テスト「IAT20」　20
- 知って納得 ミニ知識　エコノミークラス症候群　21

### 日本におけるネット依存の実態 ……… 24
- 日本のネット依存傾向　■ 現実生活への影響も大きい
- 神奈川県で行われた実態調査　■ 朝食や睡眠時間との関連

### ネット依存になる誘因は？ ……… 32
- オンラインゲームが元凶か　■ SNSや掲示板にはまる

### ネット依存患者の特徴と症状 ……… 34
- 年齢・性別　● 症状 ❶ オンラインゲームの場合
- 症状 ❷ スマホの場合　● 家族の訴えからわかる行動パターン
- 心の健康が損なわれる

### ネット依存による体の健康障害 ……… 38
- 異常な食生活から低栄養に　■ 10代でも体力は中年世代

### 子どものネット依存と発達障害 ……… 40
- 子どもの成長を阻害　■ 発達障害とネット依存
- 強いこだわりがネット依存に
- コラム　子どもとスマホの関係は甘くない　42

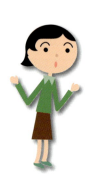

12

## 第2章 ネット依存はどうして起こるか

**ネット依存の最大原因は?** ········· 44
- きっかけはゲーム? ■ ゲームが面白すぎる?

**ネット依存になりやすいタイプ** ········· 46
- 本人が抱える要因 ■ 脳が衝動を抑制できない!

**ネット依存を起こしやすい環境** ········· 50
- ネット環境の拡大 ■ 環境要因を見てみると

**[ネット依存体験記] ゲーム依存から脱け出すまで** ········· 52

**ネット依存と他の依存** ········· 56
- 「依存」は同じ心の病気 ■ 意志の強さでは止められない
- 依存を中断すると離脱症状
- コラム ネット依存にも遺伝的要因がある!? 58

## 第3章 ネット依存の脳で何が起こっているか

**ネット依存は脳を破壊する!?** ········· 60
- ネット依存者の脳画像 ■ 脳の神経細胞が死滅する

**衝動性がネット依存を強める** ········· 62
- 脳研究の3つのアプローチ ■ 衝動性と脳の関係
- 「脳の司令塔」の働きが低下

**脳の「報酬系」のメカニズム** ········· 64
- 快感物質ドーパミン ■ 神経細胞のシナプスと受容体
- ドーパミンの分泌とゲーム ■ 行為を促すドーパミン
- 知って納得 ミニ知識 投射ニューロンとは 64

**依存が進むと「報酬系」が変化** ········· 68
- 快感を感じにくくなる ■ 「耐性」から「報酬欠乏症」に
- ドーパミン受容体の減少? ■ 依存体質と遺伝の関係は?

**ネット依存の脳が受けるダメージ** ········· 70
- 神経細胞の密度が低下 ■ 神経線維の走行に乱れ

**脳は回復できるか** ········· 72
- 脳研究の常識が変わった? ■ 脳はダメージを回復できる
- ネット依存の脳も回復する ■ 神経幹細胞と再生医療
- 知って納得 ミニ知識 パーキンソン病とドーパミン 74

13

# 第4章 ネット依存を予防するにはどうするか

## [個人でできる取り組み]

### ネット依存を予防するために……76
- ネットに触れない時間をつくる
- 個人でできる予防の取り組み
- ネット時間の減らしかた

### ネット利用のルールづくり……78
- 子どもを主体にルールづくり
- ルールづくりのポイント
- コラム 発達障害とコミュニケーション 81

### ネットの使用を制限する機能……82
- フィルタリング
- ペアレンタルコントロール
- タイマー

### ネット以外に興味の対象を探す……84
- IT機器の取り上げは有効？
- ネット使用時間を再考
- ネットからほかの活動へ

### 子どもの理解者を相談相手に……86
- 親子の間に第三者を立てる
- 暴力をふるう場合はどうする？
- 飽きるまでやらせるは逆効果
- 本人の「気づき」が重要

### 生活行動記録をつける……88
- 生活を見直すきっかけに
- 認知行動療法と認知の「ゆがみ」
- 「依存」を異常な状態と知る

## [社会全体での取り組み]

### ネット依存を防ぐ仕組みとは……90
- 社会的な対応が遅れている日本
- 韓国のネット規制の試み
- 韓国の国家的取り組みの流れ
- 小中学生対象の試みも

## [自治体・学校の取り組み]

### 自治体のネット依存予防の試み……94
- 刈谷市の規制プログラム
- 東京都の「SNS東京ルール」

### 岡山県のスマホ対策……96
- スマホ制限キャンペーン
- 医療機関の対応

### 中高生の「スマホサミット」……98
- 中高生がネット対策を討議

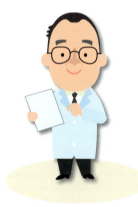

# 第5章 ネット依存の治療

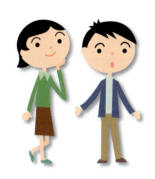

### 久里浜医療センター　ネット依存外来の治療

**初診からの治療の流れ** …… 100
- 受診のしかた　■ 初診でのポイント

**検査によって本人が状態を理解** …… 102
- 検査結果から健康状態を理解　■ 検査を通して信頼関係を築く
- 身体機能と心の検査

**ネットから引き離すアプローチ** …… 106
- 治療法の4つの形態　■ 本人の「気づき」を促す
- ネット時間の短縮へ

**カウンセリングによる治療** …… 108
- 1日の行動を見直す　■ 認知のゆがみを治す

**グループディスカッション** …… 110
- 患者同士の話し合い

**独自の活動 NIP の試み** …… 112
- 体力づくりを狙う　■ 昼食会で会話する
- 午後は集団認知行動療法　■ 現実社会に適応させる SST

### 久里浜医療センター　入院治療

**入院して治療する** …… 116
- 入院するケースとは　■ ネットを完全しゃ断
- 投薬は慎重に行う

### 久里浜医療センター　ネット依存治療キャンプ

**治療キャンプの内容と効果** …… 118
- ネット環境のない共同生活　■ ネットをする時間が減少
- キャンプの有効性は？
- コラム 韓国の治療合宿　123

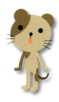

#### 久里浜医療センター　家族の対応
## 家族はどう対応すべきか ……………… 124
- 家族が対応を変える　■ 家庭内を見つめ直す
- 家族が抱く心配事　■ 無理にネットを取り上げない
- 否認を治療に結びつける

**久里浜医療センターのネット依存家族会**　128

［おわりに］
## ネット依存は治療できる ……………… 130
久里浜医療センター院長　樋口　進

- 3つのレベルで予防策を　■ 治療施設の不足が治療を妨げる
- 大人より子どもの依存が問題　■ 依存の治療は継続が大切
- 発達障害だけが原因ではない

### ［資料］
「ネット依存」専門治療施設 ……………… 132
全国の精神保健福祉センター ……………… 134

索引 ……………… 138

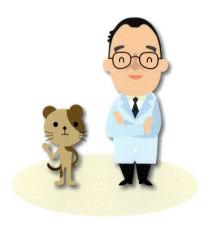

第 **1** 章

# ネット依存の
# 驚くべき実態

# 世界に広がるネット依存

　若い世代を中心に、ネット依存が広がっている実態が、世界で明らかになってきています。

　ヨーロッパで行われた思春期の有病率調査（2012年）では、ネット依存と思われる若者がイタリアで0.8％、トルコで5.0％、ノルウェーで2.0～8.7％、フィンランドで1.4～1.9％、イギリスで5.3～14.7％となっており、ヨーロッパ各国でもネット依存が問題になっているという報告があります。

## ■ 総務省が行った国際比較調査

　2014年、総務省はネット依存傾向の国際比較を行うために6カ国（日本、アメリカ、イギリス、フランス、韓国、シンガポール）による国際ウェブアンケート調査を行いました。米国のキンバリー・ヤング博士が作成した「IAT20」というインターネット依存度テスト（→p.20を参照）を用い、その得点から「ネット依存的傾向高」、「ネット依存的傾向中」、「ネット依存的傾向低」の3区分に分類したものです。その結果から見えてきたものを紹介しましょう。

　まず、ネット依存傾向を年齢層別に見ると、6カ国共通で10～20代のネット依存傾向の高い集団が多くなり、年齢層が上がるにつれてその割合が小さくなることがわ

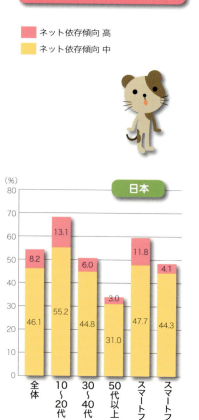

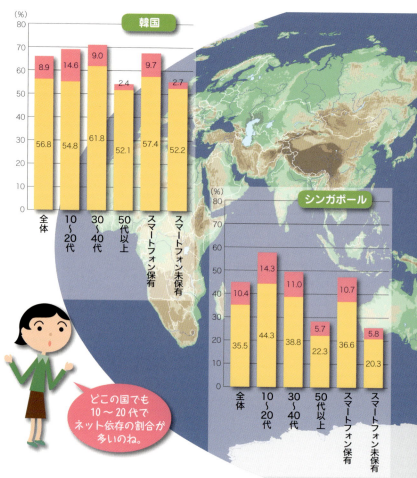

かりました。またスマートフォンの有無で見ると、スマホを所有している人のほうが依存傾向が高くなりました。

ネットの利用目的としてはSNSに代表される「コミュニケーション」、動画視聴やニュース閲覧などの「情報収集・コンテンツ利用」、ネットを介した「オンラインゲーム」、ネット通販やネットオークションに代表される「買い物」が挙げられます。

調査の結果、6カ国共通で「コミュニケーション」を利用目的にしているユーザーのネット依存傾向が高いことがわかりました。またアメリカ、イギリス、韓国では「オンラインゲーム」を主目的としているユーザーの依存傾向がやや高めになりました。

さらにネット利用の最大目的別に携帯電話（フィーチャーフォンおよびスマートフォン）・パソコンの1日当たりの平均利用時間を比較してみると、6カ国共通でパソコンの利用時間が携帯電話よりも多くなりました。ただし、韓国とシンガポールは携帯電話と同程度の利用時間となり、スマホの普及率が高い両国では、より生活に携帯電話が密着していることがうかがえます。

また利用目的別で見ると、オンラインゲームを嗜好するユーザーは各国共通でパソコンの利用時間が長くなる傾向が明らかになりました。

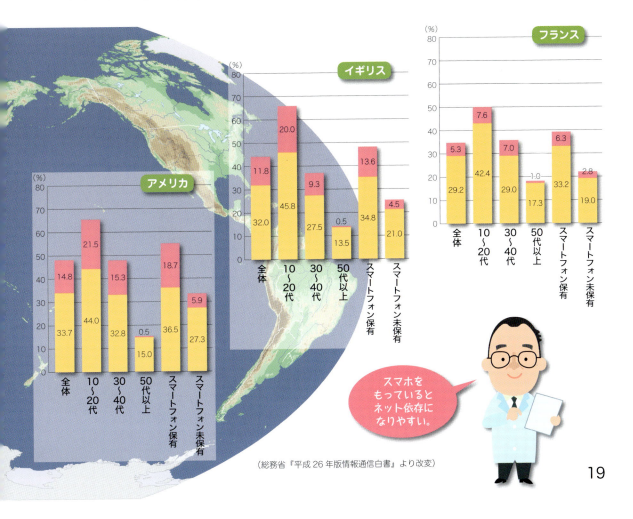

（総務省『平成26年版情報通信白書』より改変）

## コラム キンバリー・ヤング博士の インターネット依存度テスト「IAT20」

　以下の20問のインターネット利用状況に関する設問に対して、5段階（まったくない＝1点、まれにある＝2点、ときどきある＝3点、よくある＝4点、いつもある＝5点）で回答します。

合計100～20点で「70点以上（ネット依存的傾向高）」「40～69点（ネット依存的傾向中）」「20～39点（ネット依存的傾向低）」とします。

1. 気がつくと、思っていたより長い時間ネットをしていることがありますか
2. ネットを長く利用していたために、家庭での役割や家事（炊事、掃除、洗濯など）をおろそかにすることがありますか
3. 配偶者や友だちと過ごすよりも、ネットを利用したいと思うことがありますか
4. ネットで新しく知り合いを作ることがありますか
5. 周りの人から、ネットを利用する時間や頻度について文句を言われたことがありますか
6. ネットをしている時間が長くて、学校の成績や学業に支障をきたすことがありますか
7. ネットが原因で、仕事の能率や成果に悪影響が出ることがありますか
8. ほかにやらなければならないことがあっても、まず先に電子メールやSNSなどをチェックすることがありますか
9. 人にネットで何をしているのか聞かれたとき、いいわけをしたり、隠そうとしたりすることがありますか
10. 日々の生活の問題から気をそらすために、ネットで時間を過ごすことがありますか
11. 気がつけば、また次のネット利用を楽しみにしていることがありますか
12. ネットのない生活は、退屈で、むなしく、わびしいだろうと不安に思うことがありますか
13. ネットをしている最中に誰かに邪魔をされると、いらいらしたり、怒ったり、言い返したりすることがありますか
14. 夜遅くまでネットをすることが原因で、睡眠時間が短くなっていますか
15. ネットをしていないときでも、ネットのことを考えてぼんやりしたり、ネットをしているところを空想したりすることがありますか
16. ネットをしているとき「あと数分だけ」と自分で言い訳していることがありますか
17. ネットをする時間や頻度を減らそうとしても、できないことがありますか
18. ネットをしている時間や頻度を、人に隠そうとすることがありますか
19. 誰かと外出するより、ネットを利用することを選ぶことがありますか
20. ネットをしていないと憂うつになったり、いらいらしたりしても、再開すると嫌な気持ちが消えてしまうことがありますか

(Young K. S. Caught in the Net. 1998より久里浜医療センターが作成)

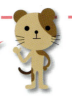

韓国では
ネット依存で
死者も出たんだ。

## ■ 韓国のネット依存状況

ネット事情において日本の10年先を行くといわれているのが韓国です。同国では1999年に政府主導のインターネット普及政策「サイバーコリア21」が進められた結果、3年という短期間で日本やアメリカをしのぐブロードバンド先進国になりました。その結果、IT産業を中心に世界的な企業が育つなど、めざましい成果をあげることができました。

しかしその反面でネット環境の発達による負の成果が見られるようになってきました。2002年頃のことです。

特に注目されたのは2002年10月に起きた死亡事件です。亡くなったのは光州の24歳の男性で、「PC房（バン）」と呼ばれる24時間営業のネットカフェに入り浸り、86時間もオンラインゲームを続けていたのです。その間、タバコを買うときとトイレに立つ以外はパソコンの前から離れることなくプレイを続け、「エコノミークラス症候群」による心不全を起こして命を落としてしまったのです。

男性が夢中になっていたのは「リネージュ」というオンラインゲームで、韓国では200万人がこのゲームのアカウントを持ち、夕方になると10万人が同時にゲームに参加するといわれています。このゲームをめぐっては暴力事件も頻発しており、オフライン・プレイヤー・キリングとも呼ばれています。

全国に2万5000カ所以上もPC房（ネットカフェ）がある韓国では、光州の事件以前から長時間プレイによる引きこもりの問題や、ゲーム内で使うアイテムを購入する

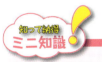

### エコノミークラス症候群

正式には「静脈血栓塞栓症」といいます。飛行機などで長時間、同じ姿勢で座ったりしていると下肢がうっ血状態になり、血栓（血の塊）を生じやすくなります。この血栓が肺の血管に詰まってしまうのが「肺動脈血栓塞栓症」。最悪の場合では絶命することもあり、下肢の血管で血栓が詰まる「深部静脈血栓症」と併せて「静脈血栓塞栓症」といいます。長時間、同じ姿勢でパソコンに向かっているとこれと同じ症状を起こすことがあります。

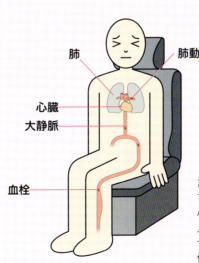

下肢の静脈にできた血栓が、血流に乗って心臓まで流れつき、心臓から肺動脈に入って血管を詰まらせ、肺機能を著しく低下させてしまう。

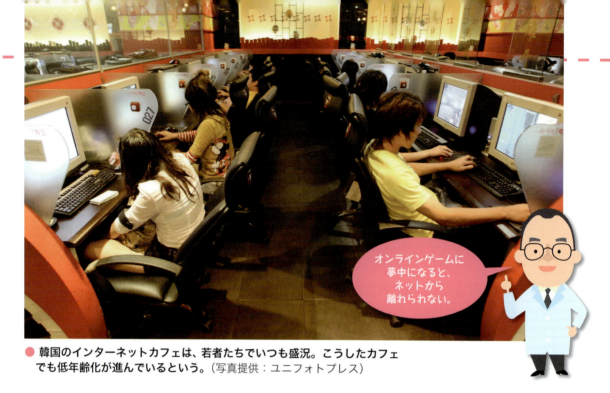

● 韓国のインターネットカフェは、若者たちでいつも盛況。こうしたカフェでも低年齢化が進んでいるという。（写真提供：ユニフォトプレス）

ための借金問題など、さまざまな問題が生じており、韓国政府は本格的にネット依存対策に乗りだしました。また、この事件を機に広範な実態調査が行われ、ネットの長時間利用による心不全、自殺など、未成年者の死亡4件をふくむ10件以上の死亡事案が表面化しました。

このことを重く受け止めた韓国政府は2005年に「NYC（National Youth Protection Commission：国家青少年保護委員会）」を設立し、ネット依存に対する対策をはじめました。同時にインターネット利用者のネット依存度を計る尺度として独自の「K-スケール」を開発し、全国調査を実施しました。

## ■ ネット依存の低年齢化と対策

2012年に韓国で行われた9歳から39歳の国民を対象とした全国調査では、その7.2％にネット依存傾向がみられたという結果が報告されています。このときの調査では、5歳から9歳人口の7.3％、10代の10.7％にネット依存傾向がみられたということも明らかになり、ネット依存の低年齢化が進んでいることも明らかになりました。

こうした状況を受けて、韓国ではネット依存の予防策としてシャットダウン制が導入されています。オンラインゲームをするには支給されたIDが必要になるのですが、利用者が16歳未満であるIDの場合は、真夜中の午前0時から朝6時までの間、強制的にネットをシャットダウンしてしまうというもので、通称「シンデレラ法」と呼ばれています。

そのほか、韓国では研修を受けたカウンセラーが常駐するネット依存専門の相談機関を各地に置いたり、指定された病院がネット依存治療にあたっていたり、「レスキュースクール」という合宿形式の治療を行うなど、予防教育や治療にも国をあげて取り組んでいます。

## ■ インドネシアのネット依存状況

クリスティアナ・システ博士（Dr. Kristiana Siste）の報告から、インドネシアのネット依存状況を見てみましょう。

インドネシアは、スマートフォンやタブ

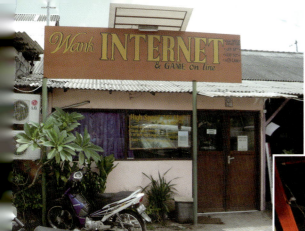

神秘的な伝統文化をもち、リゾート地としても名高いバリ島。この島にもインターネットカフェがあり、島の子どもたちがネットで遊んでいる。（写真提供：Ivan Bandura）

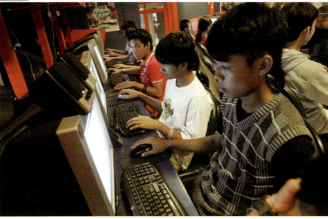

インドネシアの首都ジャカルタにあるインターネットカフェ。ゲームなどで遊んでいるのはほとんど子どもたち。
（写真提供：Current News Stories）

レット端末（iPadなど）の普及率がきわめて高い国で、人口2億4000万人に対してスマホが3億2600万台存在し、青少年も含めてスマホ保有が国民1人1台以上という超ネット大国です。

人口構成も、他国と異なる特徴があります。人口の27％が0～14歳、67％が15～64歳、6％が65歳以上です。そのうち10～14歳と15～19歳のグループが人口で一番多い層となっています。日本と違って、人口構成がピラミッド状で、底辺が一番広くなっている若い国（低年齢化社会）なのです。

そして、青少年の80％が（特に都市部において）、日常的にインターネットを使用しています。2016年には、フェイスブックのアカントをもつ人口が世界で4番目に多い国となりました。また、オンラインゲームに接続できるインターネットカフェ（韓国のPC房に似た施設）が数多くあり、6歳ぐらいの子どもから毎日のようにオンラインゲームに興じています。都市部だけでなく、バリ島やロンボク島のようなリゾート地にもネットカフェが存在しています。ネットカフェは、日本円で1時間25～40円、100円で4時間ほど遊べます。

インドネシアではベビーシッターがスマホなどのデバイスを使うため、幼児のときからそうしたデバイスに触れ、インターネットやゲームに慣れ親しむようになります。ネット依存になりやすい環境に子どもがさらされているのです。

ネット依存については、14～18歳の高校生261人に対して行った調査データがあります。ヤング博士のインターネット依存度テストによる調査で、依存傾向の強い50点以上のスコアを出した学生が261人中87人（全体の33％）いました。サンプル数は少ないのですが、おおむねインドネシアの青少年の実態を反映しているといっていいでしょう。

こうした情況に対処するため、親としてすべきことの指導（parenting）や親子のカウンセリングに注力し、また子どもを守るため、ネット接続を制限するシャットダウン制度の導入なども考えられています。

# 日本におけるネット依存の実態

　国をあげてネット依存に取り組んでいる韓国に比べると、日本の現状は大きく後れを取っているといわざるをえません。

　2012年の調査結果から、中高生の52万人がネット依存傾向にあると考えられていますが、その数はさらに膨らみつつあると考えられます。

　総務省が発表している通信利用動向調査によると、2016年の1年間にインターネットを利用したことがある人の比率を示すインターネット利用率は83.5％にもなります。さかのぼってみると、2011年末から2012年末の1年間にスマホを利用していた割合は、13歳から19歳では18.2％だったものが52.9％（2016年には79.5％）に、20代では44.9％だったものが70.6％（2016年には92.4％）まで急上昇していることが明らかになっています。

　こうした実態の一方で、ネット依存に関して専門的な治療を行っているとアナウンスしている病院は、久里浜医療センターを含めてごくわずかです（巻末資料参照）。それはネット依存に悩む患者の数が少ないからではなく、対応が遅れていることにほかなりません。

■ **日本のネット依存傾向**

　ネット依存傾向に関して、全国的に行わ

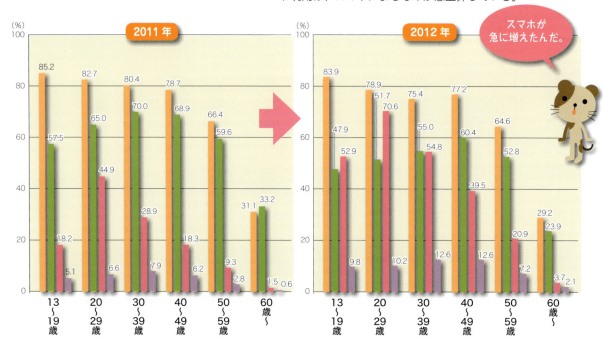

**インターネットの世代別利用状況**

総務省の2012年「通信利用動向調査」によれば、2011年末から2012年末にかけて、13〜19歳のネット利用は、スマホによるものが急上昇している。

スマホが急に増えたんだ。

24

## 国別・ネット利用の目的別に見た依存状況

■ ネット依存傾向 高
■ ネット依存傾向 中

総務省の『平成26年版情報通信白書』の調査から。日本のネット依存傾向が高いグループでは、利用目的の1位はコミュニュケーションで、2位がオンラインゲーム。韓国、アメリカ、イギリスでは、依存傾向の強いグループの利用目的の1位はやはりオンラインゲームである。

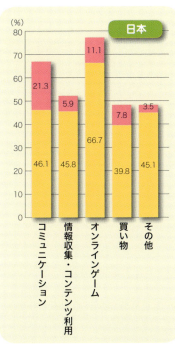
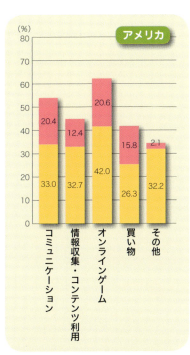
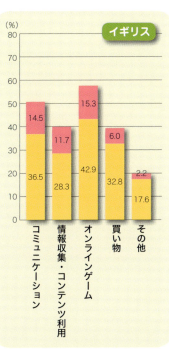
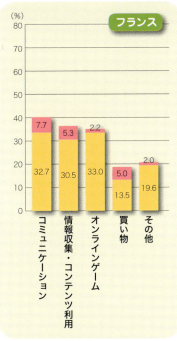
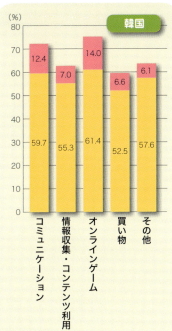
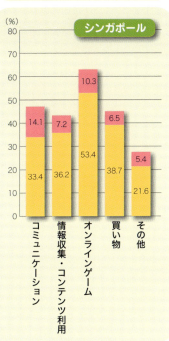

第1章 ● ネット依存の驚くべき実態

25

れた調査は、2014年に総務省が行った「ネット依存傾向の国際比較」があります。この章のはじめに紹介したもので、日本、アメリカ、フランス、イギリス、韓国、シンガポールの6カ国を対象に調査したものです。

調査結果から、6カ国共通でスマホ所有者ほどネット依存傾向が高く、利用目的別ではSNSに代表される「コミュニケーション」で依存傾向が高いことがわかっています。

これを日本だけに絞って見ると、特にスマートフォンを所有していて「コミュニケーション」を嗜好するユーザーに依存傾向が高いという結果になっています。

さらに、「コミュニケーション」を嗜好するユーザーについては、パソコンよりも携帯電話（フィーチャーフォンおよびスマートフォン）を使用する時間が6カ国のなかでも際だって長くなっており、相対的にネットへの依存度が高くなりやすい傾向があると考えられます。

■ 現実生活への影響も大きい

この調査では、ネット利用による現実生

### 日本のスマホ保有別のネット依存状況

スマホをもつとネット依存傾向が高くなるが、目的はコミュニケーションとオンラインゲームがともに多い。スマホでは「通知などをつい見てしまう」ため、ネットの利用時間が長くなるようだ。スマホ以外のネット利用者と比べると特徴が際立っている。

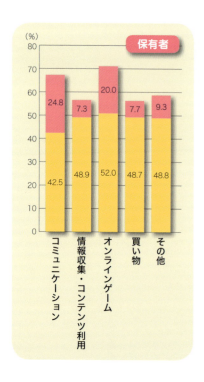

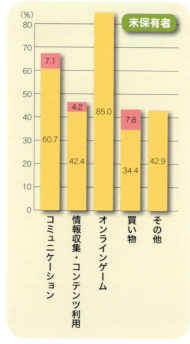

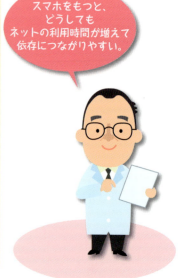

スマホをもつと、どうしてもネットの利用時間が増えて依存につながりやすい。

活への影響も見ました。

その結果、日本では「ネットのしすぎで運動不足になっている」、「仕事や勉強や趣味や運動の時間を削ってネットをしていることがある」、「常に端末をそばに置いていないと不安に感じる」の順で回答率が高く、これは各国とも同じ傾向であることがわかりました。

また、わが国ではスコアが70点以上の依存傾向の高い人ほど全般的にすべての選択肢を選ぶ傾向がありました。先の3項目に加えて「家族・友人・知人と過ごす時間を削ってネットをしている」、「フィーチャーフォンやスマートフォンでネットにアクセスできないと不安になる」という項目が特に、高い傾向を示すことが明らかになりました。

さらに、ネットの最大の利用目的のうち、依存度が高い傾向にある「コミュニケーション」と「情報収集・コンテンツ利用」に絞って、「休日は自宅でインターネットを楽しむことが多い」かについて依存度の比較をしたところ、「休日は自宅でインターネットを楽しむことが多い」層ほどネット依存の傾向が高くなりました。

## ネット依存が生活に与える影響

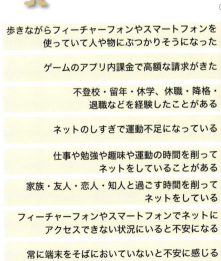

- いつもある
- よくある
- ときどきある

Youngスコア70点以上というネット依存傾向の高いグループでは、日常生活において、さまざまな影響が現れてくる。「歩きスマホ」で人にぶつかりそうになったり、「不登校・留年・休学」になったり、明らかな「運動不足」になっていたりする。常にスマホなどのネット端末がそばにないと「不安を感じる」のも特徴的。

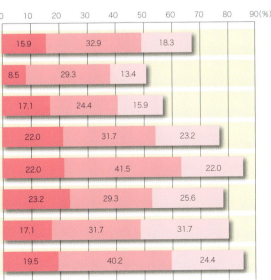

ネット依存が強まると運動不足になって健康にもよくないのね。

| 項目 | いつもある | よくある | ときどきある |
|---|---|---|---|
| 歩きながらフィーチャーフォンやスマートフォンを使っていて人や物にぶつかりそうになった | 15.9 | 32.9 | 18.3 |
| ゲームのアプリ内課金で高額な請求がきた | 8.5 | 29.3 | 13.4 |
| 不登校・留年・休学、休職・降格・退職などを経験したことがある | 17.1 | 24.4 | 15.9 |
| ネットのしすぎで運動不足になっている | 22.0 | 31.7 | 23.2 |
| 仕事や勉強や趣味や運動の時間を削ってネットをしていることがある | 22.0 | 41.5 | 22.0 |
| 家族・友人・恋人・知人と過ごす時間を削ってネットをしている | 23.2 | 29.3 | 25.6 |
| フィーチャーフォンやスマートフォンでネットにアクセスできない状況にいると不安になる | 17.1 | 31.7 | 31.7 |
| 常に端末をそばにおいていないと不安に感じる | 19.5 | 40.2 | 24.4 |

## ■ 神奈川県で行われた実態調査

未成年者のネット利用に関する実態調査は、2014年に神奈川県でも行われています。神奈川県・横浜市・川崎市・相模原市の4県市が協同で行ったもので、県内の小・中・高等学校の児童生徒約1万3000人のインターネット利用状況を知ることができます。そこから見えてくる結果は、おそらく全国の児童生徒に見られる傾向と一致している

### 子どもたちのネット利用の実態調査

2014年、神奈川県、横浜市、川崎市、相模原市が協同して、小学生（3980人）、中学生（6506人）、高校生（約2765人）を調査したもの。全体で約1万3000人の調査データから子どもたちのネット利用の現状を知ることができる。
（図表は神奈川県他の協同調査から引用作成）

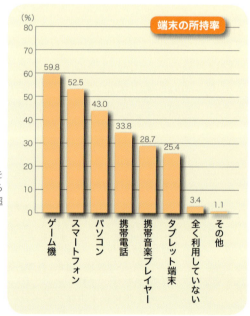

どのような情報機器を使っているか、に対する回答。スマホが5割を超えている。

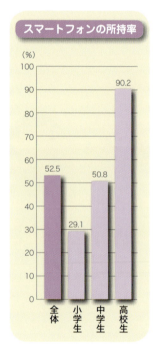

高校生では90％以上、小学生でも約30％がスマホをもっている。ネット依存の低年齢化が予測される。

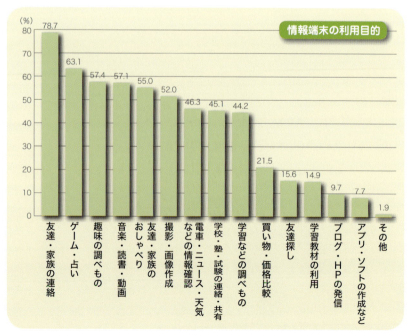

スマホなどネット端末をどういうことに利用しているかを調べた結果（複数回答）。「ゲーム・占い」が多いのは予想どおりとして、「学習などの調べもの」が5割近いので、勉強にも利用されているのがわかる。

28

のではないでしょうか。

　まず、所持している端末については、全体の半数以上がスマートフォンを持っており、高校生にいたっては約90％がスマホを所持していることがわかりました。また、まったくインターネットを利用していないと回答した児童生徒は全体の3.4％で、ほとんどの子どもたちは何らかの機器でインターネットにつながる環境にあることがわかります。

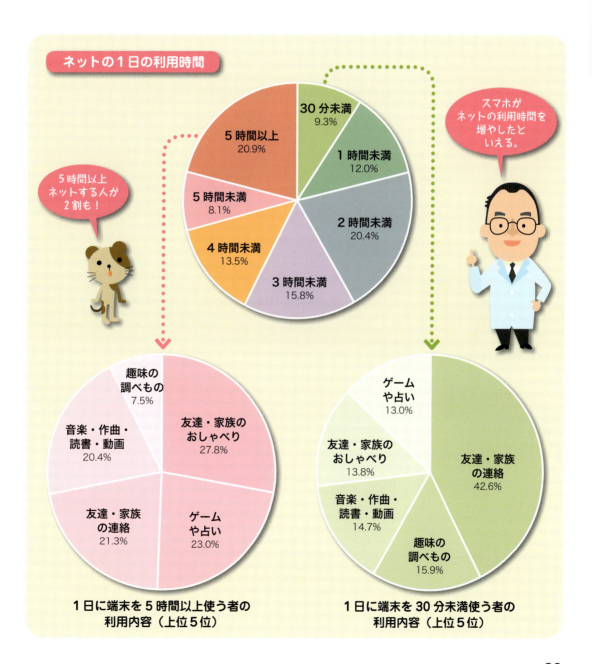

ネットの1日の利用時間

- 30分未満 9.3%
- 1時間未満 12.0%
- 2時間未満 20.4%
- 3時間未満 15.8%
- 4時間未満 13.5%
- 5時間未満 8.1%
- 5時間以上 20.9%

5時間以上ネットする人が2割も！

スマホがネットの利用時間を増やしたといえる。

1日に端末を5時間以上使う者の利用内容（上位5位）
- 趣味の調べもの 7.5%
- 音楽・作曲・読書・動画 20.4%
- 友達・家族のおしゃべり 27.8%
- ゲームや占い 23.0%
- 友達・家族の連絡 21.3%

1日に端末を30分未満使う者の利用内容（上位5位）
- ゲームや占い 13.0%
- 友達・家族のおしゃべり 13.8%
- 友達・家族の連絡 42.6%
- 趣味の調べもの 15.9%
- 音楽・作曲・読書・動画 14.7%

スマホなどの利用目的としてもっとも多いのは「友人・家族との連絡」で、ゲームや動画閲覧などがそれに続いています。その一方で学習の調べものなど学習関連も全体の約50％が利用していることも明らかになりました。

　また、ネットの利用時間で1日5時間以上という回答が約20％ありましたが、3時間未満の利用者は全体の約60％となりました。長時間利用の上位にくる利用内容はゲームなどの娯楽的要素が多くなるというのも特徴的です。

　ネットの使い方について、利用ルールを決めているかという問いには、全体の半数以上が保護者や友人とルールを決めているという結果に。またルールをつくっているグループよりも、つくっていないグループのほうが長時間ネットを利用する傾向が見られ、特に5時間以上使うグループは、その傾向が顕著に現れました。

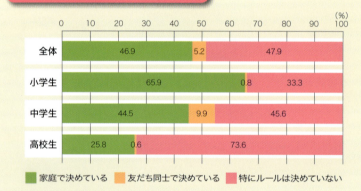

　ネット利用のルールについては、全体の半数以上で、何らかのルールを決めていた。ルールを決めているとネットの利用時間が短くなる傾向にある。

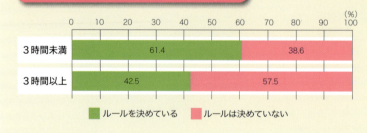

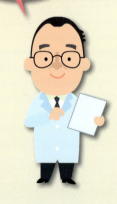

ネット依存を防ぐにはルールづくりが大切。

## ■ 朝食や睡眠時間との関連

　調査では、朝食の食べ方や睡眠時間といった生活習慣とネット利用時間の関係についても調べています。これによると、ネットを長時間利用するグループには、朝食を食べない、睡眠時間が短いといった傾向があることが確認できました。また、ネットを利用する場所と時間の関係については、自分の部屋で利用するグループに長時間利用傾向があることがわかりました。

　睡眠時間を削るほど長時間ネットをすれば、やがてその習慣は昼夜逆転の生活をもたらし、不登校へとつながっていくことになりかねません。さらに朝食を食べない傾向は、ネット依存者にみられる栄養障害のもとになる兆しを感じさせます。ネット依存を防ぐには、長時間ネットをしないようにするためのルールづくりをすることが重要になってくるでしょう。

### 睡眠時間とネット利用時間の関係

ネット利用時間が長い人は睡眠時間が短い傾向にある。睡眠時間5時間以下ではネット利用3時間以上が7割以上を占める。

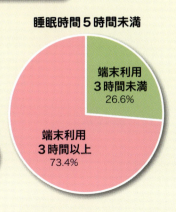
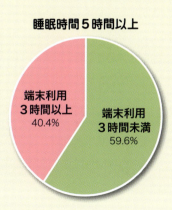

### 朝食のとり方とネット利用時間の関係

朝食を食べないとネット利用時間が長くなる傾向がはっきりと出た。朝食を食べないグループでは、ネット利用時間3時間以上が約7割に達する。

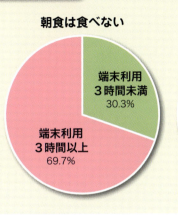
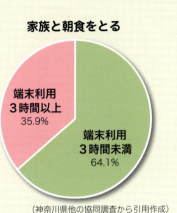

（神奈川県他の協同調査から引用作成）

# ネット依存になる誘因は？

■ **オンラインゲームが元凶か**

2011年、日本で初めてネット依存治療を開始した久里浜医療センターでは、外来で1年間に新規患者が300人ほど受診し、継続患者も含め、外来受診の延べ人数では年間およそ2000人が治療を受けにきます。彼らがなぜネット依存になったのか、その原因を探ってみると、最も多かったのがオンラインゲームで、80％以上だったことが明らかになっています。

オンラインゲームとは、パソコンやゲーム機をインターネットに接続して通信しながら複数のプレイヤーが同時に遊べるゲームです。最もポピュラーなのは「MMORPG (Massively Multiplayer Online Role-Playing Game：多人数同時参加型オンラインロールプレイングゲーム)」と呼ばれるものです。ネット上のサーバーを介して不特定多数の人間が同じゲームのなかで遊ぶというもので、ほかのプレイヤーと文字や音声による会話をすることができるため、数人がチームを組み、狩りをしたりモンスターを倒したりしながらバーチャル（仮想現実）の世界を冒険していきます。

チームを組んでゲームを進めていくため、途中で自分だけが止めてしまうと、ほかのメンバーに迷惑がかかるというシステムになっています。その一方で、チームメイトを助けてみんなを取りまとめ、チームを勝利に導くと高い地位を得られたり英雄になれたりするという特徴があります。

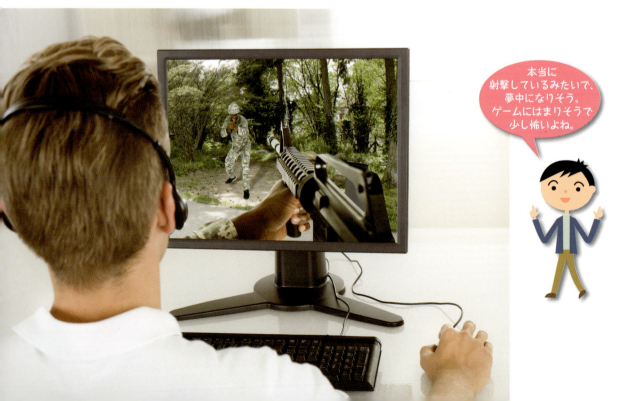

● 映像もリアルな一人称視点のシューティングゲーム (FPS)。自分が兵士になったつもりで、実在する銃を使って敵の兵士を撃ち倒していく。ネット依存になりやすい代表的なゲームの1つ。（写真提供：iStock）

> 本当に射撃しているみたいで、夢中になりそう。ゲームにはまりそうで少し怖いよね。

また、ゲームには終わりがなく、長時間やり続けるほどレベルが上がるものが多いのも特徴です。つまりゲームに「はまりやすく」なるようにつくられているのです。

ネット依存患者がはまるゲームがもうひとつあります。「FPS（First-Person Shooter：一人称視点のシューティングゲーム）」と呼ばれるゲームです。架空の戦場を舞台に、実在する武器を使って敵チームとネット上で闘い、勝敗成績やランキングを競い合うアクションゲームです。

ほかにMOBA（Multiplayer Online Battle Arena）という、プレイヤーが2つのチームに分かれ、相手の本拠地を破壊し合う戦争ゲームも人気があります。

MMORPGもFPSもゲームに参加し、長くプレイし続けるほどゲーム内での地位が上がっていきます。それだけでなく、ゲーム内の課金システムでより強い武器を買うことでも地位を上げることができるのです。この課金の使いすぎもまた、ネット依存から生じる大きな問題となっています。

最近ではスマホでのオンラインゲームも増え、こうした問題に拍車をかけています。

### ■ SNSや掲示板にはまる

スマホやタブレット端末の場合は、ゲームのようにひとつのコンテンツにはまるというよりも、LINEやツイッターなどのSNS（Social Networking Service）やユーチューブなどの動画をずっと使い続けているケースが多く見られます。

部屋の中のパソコンとは違い、スマホやタブレットには、場所を選ばずにいつでも

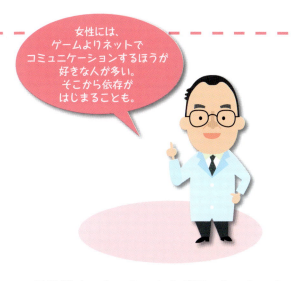

女性には、ゲームよりネットでコミュニケーションするほうが好きな人が多い。そこから依存がはじまることも。

長時間インターネットを利用できるという特徴があります。そのため、SNSなどへの病的な依存状態になっていても、オンラインゲームのように目立たないので、問題になりにくいという面があります。患者のなかには、共感を伝える「いいね！」やコメントの交換、メッセージのやり取りを際限なく続け、その仲間うちから置いていかれるのが怖くて止められなくなるというケースが見られます。

また、ブログや掲示板の閲覧・投稿、出会い系サイトの閲覧、オンライン小説の閲覧なども依存しやすいものとして挙げることができます。

これらは主に10〜20代の女性に多く見られます。しかし、この傾向は今後ますます低年齢化する恐れがあります。キーボードやマウスの操作がいらないスマホやタブレットは、子どもたちのインターネットへのアクセスをどんどん容易にしています。生まれたときからネットがあり、ネットに親しんで育つ子どもたちが、5年後10年後にどのように成長していくのか、ネット依存になってしまう子どもがどれくらい現れるのか、ネット依存の対策が遅れている日本の現状が続くかぎり、今後何らかの弊害が出てくることは間違いありません。

# ネット依存患者の特徴と症状

ネット依存に陥った人たちが、実際にどんな特徴をもっているのか、久里浜医療センターの受診例から探ってみましょう。久里浜医療センターが2011年にネット依存診療をはじめてから、これまで受診した患者数はおよそ1200人以上、その患者さんたちがどのような特徴をもっているか、以下にまとめてみました。

## 年齢・性別

約半数が中高生で、大学生も含めると70～80％が若年層ということになります。それ以上の年齢層となると女性が多く見られます。ただ、時間の経過とともに低年齢化しており、最近では小学生の受診者もいます。

男女比では、男性9人に対して女性が1人の割合となっています。2012年に中高生を対象に行われた調査では女性の割合が高かったのですが（→p.5参照）、実際に外来で受診する患者は男性のほうが多くなっています。その理由は、外来の受診者の大半はオンラインゲームの依存で、これは圧倒的に男性のほうが多いからです。女性はゲームよりもSNS系のサービスにはまっている人が多いと思われます。今後は女性の受診者も増えていくことが予想されます。

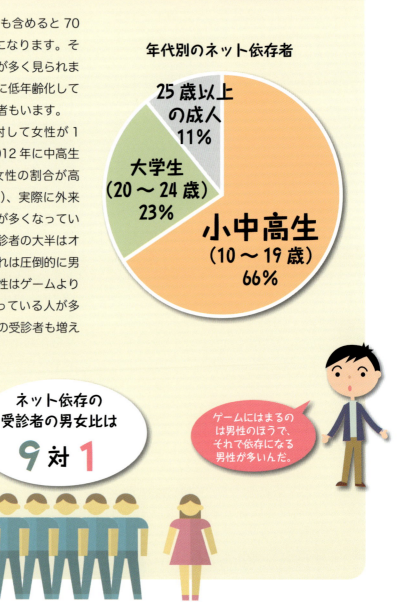

年代別のネット依存者
- 25歳以上の成人 11%
- 大学生（20～24歳）23%
- 小中高生（10～19歳）66%

ネット依存の受診者の男女比は 9対1

ゲームにはまるのは男性のほうで、それで依存になる男性が多いんだ。

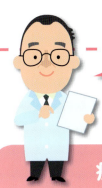

> ゲームがきっかけでネット依存になるのはわかりやすいが、スマホ依存になる場合はよく観察することが大切。

## 症状❶　オンラインゲームの場合

　オンラインゲームの場合は、ゲームをしている時間がどんどん長くなっていきます。学校・会社から帰宅するとすぐにパソコンを立ち上げてゲームをはじめ、食事や入浴以外はずっとゲームを続けます。プレイヤーの数が増える午後11時頃から午前1時前後がピークとなって深夜の午前2時、3時まで続けてしまいます。

　そのため翌朝起きることができなくなるのです。仮に明日のことを考えてゲームを切り上げても頭が興奮状態にあるのでなかなか寝つけず、空が白みはじめた頃にようやく眠りにつきます。これでは睡眠時間が足りないので、結局起きられなくて登校・出勤に大きく遅刻してしまい、学校や会社に行ったとしても授業や仕事に集中できません。

　そんな状態が続くと、やがて登校・出社できなくなり昼夜逆転した生活に。部屋に閉じこもって、ひたすらゲームを続ける生活になっていきます。その結果、転校や退学、辞職を余儀なくされることになってしまいます。

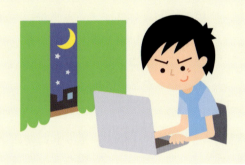

## 症状❷　スマホの場合

　スマホの場合は、片時もスマホを手から離さず、絶えず気にして画面を覗いている状態が続きます。学校に休まず行っていても成績は急激に落ちていきます。親がいくら注意しても、スマホの使用時間を制限することができません。次第にスマホを使う時間が夜中にまで延びて、学校に行けなくなるケースが多く見られます。

　スマホに依存していたある30代の男性は、スマホに夢中なあまり妻や子どもとの会話は上の空。食事中もスマホから目を離さず、風呂に入るにもスマホをもって入るほどでした。妻が注意すると、自分は仕事に行って家庭にお金を入れているのに何が不満なのかと、自分の問題を認める様子がまったくありません。結局、耐えかねた妻が離婚を突きつけて別れてしまいました。

　ネットが中心の生活になると、入浴や身だしなみに気がまわらなくなり、外にも出なくなります。対人関係はネット上だけになり、次第に社会性が失われていきます。それでも本人はネットより楽しいことはないと主張し、自らをおかしいと認めながらも、どこか自慢げです。

## 家族の訴えからわかる行動パターン

　子どもや夫、妻がネットばかりしていると、家族は心配になります。部屋に閉じこもってパソコンを前にしているけれど、家族にとっては当人が何を考え、何をしているのかがわかりません。部屋に鍵をかけてしまい、開けようとすると怒り出します。これでは心配が募るばかりです。

　以下、受診に訪れた家族の訴えを紹介します。家族の訴えからわかるネット依存の行動パターンがあります。こうした状態が続くうちに心配は苛立ちとなり、やがて家族が疲弊していくのです。

> 誕生日やクリスマス、進学祝いに何がほしいかと尋ねると、かならずパソコン関係のものを要求されるようになった。

> ネットの時間について嘘をつくようになった。または風呂場やトイレ、布団の中に隠れてネットをしていた。

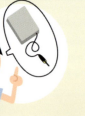

> ネットの使用中に、止めるよう声をかけたら、人が変わったような目つきをして怒鳴り返してきた。ネット（パソコンやスマホ）を取り上げたら暴力をふるった、あるいは部屋の物を壊した。

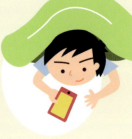

> 部屋から大量のウェブマネーの領収証をみつけた。または、タンス預金や貯金箱のお金がなくなった。

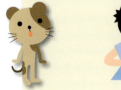

> しばらくネット使用を禁止していたら、そのうち無気力になり、部屋に閉じこもって何もしない状態が続いた。

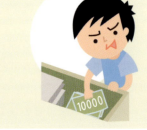

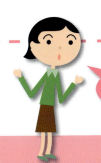

イライラしたり、意欲がなくなったりするのはネットからの「離脱症状」かも。

## 心の健康が損なわれる

　ネット依存は、精神面にも影響をおよぼします。ゲームをしているときは楽しくて気分が高揚し、集中力を発揮する反面、ネットをしていないとイライラしたり落ち込んだりします。ネットを止めるように注意されると、キレて怒りを爆発させる人も少なくありません。こうした状態は、ほかの依存でいうところの「離脱症状」に似たもので、治療の必要があります。

　また、患者には睡眠障害もあります。深夜あるいは明け方までネットを続けていると、眠ろうとしてもなかなか寝つけない入眠障害や、眠ったとしても朝起きられない、昼間に居眠りするなどの睡眠障害を起こす患者がほとんどです。これらはいずれも長時間のネット利用による自律神経の不調が影響しています。やがてこれが昼夜の逆転した生活リズムとなり、さまざまな問題のもとになっていくのです。

　ネット依存による心の健康問題をまとめると以下のようになります。

- 感情をコントロールできなくなる
- ネットをしていないときの意欲低下が著しい
- ネットで引き起こされる問題を過小評価する
- 自己中心的な考えに傾く
- 話がかみ合わない
- 思考能力が低下してボーッとしている
- キレやすくなる
- 睡眠時間が短い
- 睡眠時間帯がずれる
- 睡眠不足でいつも居眠りをしている
- 無感情、無感動になる
- いつもイライラしている
- 劣等感や抑うつ感が強くなる
- 人づきあいが煩わしくなる

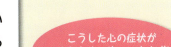

こうした心の症状がみられたら、放っておかずに早めの治療が必要です。

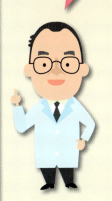

# ネット依存による体の健康障害

　健康的な生活を送るには、十分な睡眠と規則正しい食事、そして適度な運動が欠かせません。しかし、オンラインゲームなどに没頭して長時間座ったままの姿勢を取り続けていると、それらがおろそかになって体調が崩れ、さまざまな症状が現れてきます。ネット依存は身体の健康も損ないます。

　身体的な健康問題としてあげられるのは、長時間ディスプレーを見続けることによる視力の低下、頭痛、めまい、吐き気、肩こり、腱鞘炎、腰痛などです。こうした症状がありながらもネットから離れることができないのです。

■ 異常な食生活から低栄養に

　さらに深刻なのは、食事をきちんととらない、あるいは極端な偏食をするために栄養障害を起こしたり、筋力が低下したり、骨粗しょう症になったりすることです。

　患者の多くが、ゲーム中は手を離す時間がもったいないので食事はなるべく簡単なものですませてしまうといいます。彼らにとっては画面を見ながら食べられるカップ麺や菓子パンが主要な食事です。こうした食生活を続けていると、栄養が偏ってしまい、低栄養状態になってしまいます。

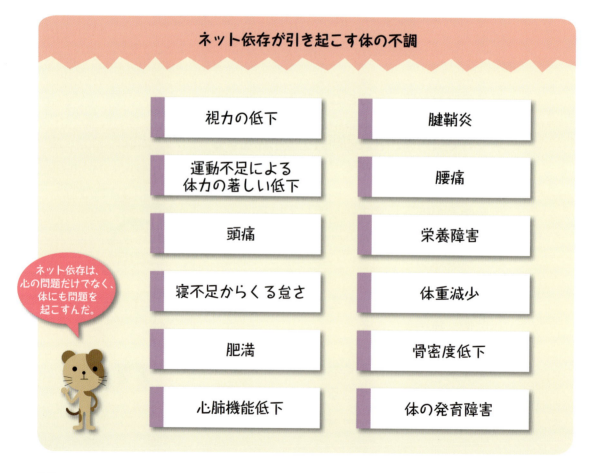

ネット依存が引き起こす体の不調

- 視力の低下
- 運動不足による体力の著しい低下
- 頭痛
- 寝不足からくる怠さ
- 肥満
- 心肺機能低下
- 腱鞘炎
- 腰痛
- 栄養障害
- 体重減少
- 骨密度低下
- 体の発育障害

ネット依存は、心の問題だけでなく、体にも問題を起こすんだ。

### ■ 10代でも体力は中年世代

運動不足による健康障害もあります。ネット依存者はほとんど運動らしい運動をしないために、筋力や運動能力が著しく低下してしまうのです。

久里浜医療センターでは、治療をはじめる前に血液検査と体力測定を行っています。すると、ゲーム依存になる前は運動部に所属していた患者でも、筋力・瞬発力・柔軟性・握力・持久力すべての項目で平均値よりもずっと低い結果が出ます。肺機能などは実年齢よりも20歳から30歳も上の世代と同じ数値になる患者がほとんどです。

また、ゲーム依存になっていると、体を動かさないために、血液がかたまりやすくなっています。血液中に血栓（血液の塊）ができやすい状態になっているのです。つまり、このままオンラインゲームを続けていると韓国のネットカフェでの死亡事例のようにエコノミークラス症候群を発症する可能性が高いといえます。

ネット依存による「寝ない」「食べない」「動かない」の「3つのない」は、若者たちの健康を阻害し、場合によっては命を危険にさらすこともあるのです。

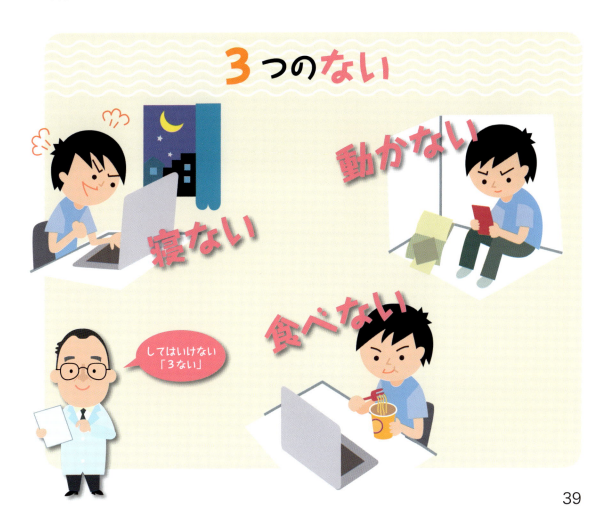

# 子どものネット依存と発達障害

ネット依存になる年齢は次第に低下する傾向にありますが、育ち盛りの子どもがネットをやりすぎてしまうと、体調不良を起こすだけでなく、発育そのものが阻害されるという問題が生じます。

## ■ 子どもの成長を阻害

子どもの成長を促す「成長ホルモン」は、メラトニンという物質の作用に促されて夜間の睡眠中に分泌されます。

メラトニンには眠りを誘う性質があり、1日の生活サイクルでは光を浴びる日中に分泌量が減り、暗くなる夜に分泌量が増えます。メラトニンが十分に分泌されていると深く眠ることができ、熟睡すると成長ホルモンの分泌量も増えます。

成長ホルモンが最も多く分泌されるのは夜の午後10～12時で、このときに筋肉や骨の生成が促進されるのです。

しかし、ネットをやって深夜まで眠らない、あるいは昼夜逆転してしまうと、筋肉や骨がしっかり形成されず、体力や運動能力が低下してしまいます。その結果、体の柔軟性が失われ、歩くのも苦しいと訴える子どもさえいるほどです。

また、画面を見続けているために姿勢が悪くなり、猫背になって背骨が曲がってしまいます。栄養が十分でないうえに運動をせず、日光にも当たらないのでビタミンDが不足し、骨がもろくなってしまうという問題も出てきます。

## ■ 発達障害とネット依存

もともと「発達障害」があると、ネット依存をさらに深刻化させる傾向があります。

ひと口に発達障害といっても一様ではなく、3つのタイプに分かれます。① ASD（Autism Spectrum Disorder：自閉症スペクトラム障害）、② ADHD（Attention Deficit Hyperactivity Hisorder：注意欠如・多動性障害）、③学習障害の3つで、ネット依存に関係するのは、ASDとADHDです。

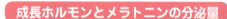

成長ホルモンとメラトニンの分泌量

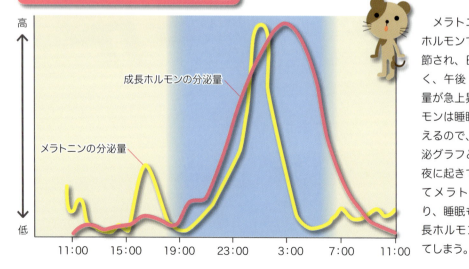

メラトニンは睡眠を促すホルモンで、光によって調節され、日中は分泌が少なく、午後11時頃から分泌量が急上昇する。成長ホルモンは睡眠時に分泌量が増えるので、メラトニンの分泌グラフとよく重なる。深夜に起きていると光を浴びてメラトニンの分泌が減り、睡眠も阻害されて、成長ホルモンの分泌が減少してしまう。

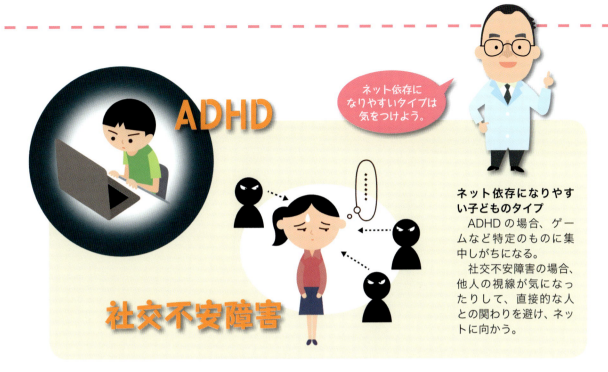

**ネット依存になりやすい子どものタイプ**
ADHDの場合、ゲームなど特定のものに集中しがちになる。
社交不安障害の場合、他人の視線が気になったりして、直接的な人との関わりを避け、ネットに向かう。

　ASD（自閉症スペクトラム障害）では、自分の気持ちをうまく伝えられない、視線を合わせるのが苦手で、感覚過敏という特性をもつ場合もあり、友人関係をうまく築けないために寂しい思いをしたりします。そうした現実生活での悩みがネット依存へと進むきっかけになることがあるのです。

　ネットの世界、たとえば掲示板やメールでは、直接人と話さなくてすむので、場の空気を読む必要もなく、スムーズにコミュニケーションがとれます。オンラインゲームであれば、ゲームに出てくるモンスターのデータやプレイのスキルを身につけさえすれば人間関係に困ることはありません。対人関係をうまくこなせないということが、ネットに没頭しやすい条件となってしまうのです。

■ **強いこだわりがネット依存に**

　ADHDの場合は、ものごとに集中していられない（不注意）、じっとしていられない（多動性）、考えるよりも先に体が動く（衝動性）といった症状が見られます。衝動性の強さは、興味のある特定のものにはすぐに熱中することにつながります。好きなことには逆に集中でき、強いこだわりをもつという特性から、たとえばこだわりの対象が、オンラインゲームであれば、延々と続くプレイにも集中でき、次第にネット依存に陥ってしまうのです。

　また、思春期から成人早期にかけて発症することが多い「社交不安障害」もネット依存になるリスクと重なります。

　人前で話すことが苦手、クラスのみんなの視線が怖い、電車内で他人から見られるのが怖いなど、他人から悪い評価を受けることや注目を浴びる行動への不安から、顔のほてりや動悸、息切れ、声の震えといった症状が現れるようになり、次第に人との関わりを避けて引きこもりがちになります。その点、ネットなら誰もとがめる人はいないし、見られる心配もありません。いちばん安心できるものとして、ネットの世界にはまっていくのです。

## コラム 子どもとスマホの関係は甘くない

### 3割の小学生がスマホを持つ

　子どもをとりまくネット環境は、スマホの普及にともなって急速に変化してきました。

　p.28で紹介した2014年の神奈川県の調査によれば、スマホを所有している小学生は29.1％、中学生は50.8％、高校生は90.2％に上ります。約3割の小学生がスマホを所持しているという事実は軽くありません。また同じ調査で、インターネットの1日の利用時間が3時間以上という児童が全体の4割を超え、5時間以上という者も2割いることがわかりました。利用時間が多い児童ほど、ネットゲームやSNSにはまっていることになります。

　子どものときからネットを利用する時間が増えてくると、子どもの成長にどんな影響が現れるのでしょうか。

### ネット依存が幼児にも

　スマホを所持していても、多くの子どもはバランスよくネットを利用して生活に支障をきたすこともないでしょうが、一部の子どもには深刻な影響をおよぼすかもしれません。

　ネット依存の先進国である韓国からは「共稼ぎ夫婦の5歳になる次男がコンピュータゲームにはまり、コンピュータやタブレットPCをできなくすると止められないほど駄々をこね、吐くまで泣きやまない」という例が報告されています。

　お隣の韓国では、ネット依存の問題は小学生どころか、すでに幼児にまで

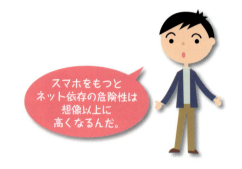

スマホをもつとネット依存の危険性は想像以上に高くなるんだ。

広がっているのです。ネット利用の低年齢化は、韓国だけではなく、日本の問題でもあります。

### 子どもの心の健康を損なう

　ネット利用と子どもの成長でよく指摘されるのは、発達障害との関係です。発達障害の傾向のある子どもがネット依存になりやすいということは、ネット依存の治療施設、久里浜医療センターのネット依存の患者例からもわかっています。しかし同時に、患者の多くは発達障害のない子どもであることもわかっています。

　発達障害のない子どもでも、ネットゲームやSNSに没頭するようになると、人とのコミュニケーションが不得手、人間関係がうまく構築できないなど、あたかも発達障害に似た症状が現れるとも考えられます。

　通信技術の進歩は元には戻りません。子どものスマホ所有もますます増えていくでしょう。そのとき、ネット環境にさらされることが、子どもの精神の発達にどんな影響をおよぼすか、決して軽く見てはならないのです。

第 **2** 章

# ネット依存は
# どうして起こるか

# ネット依存の最大原因は？

## ■ きっかけはゲーム？

インターネットが普及して、誰もがネットを利用する時代。今やネットは生活の一部であり、なくてはならないものといっても過言ではありません。しかし、それだけに一度ネット依存に陥ると、そこから抜け出すのが難しいといわざるをえません。

なぜ、ネット依存になってしまうのでしょうか。初めは誰もが軽い気持ちでネットを使いはじめるけれど、いつの間にか止められなくなってしまう人がいます。片時もパソコンやスマホから離れることができなくなり、多くの場合、ごく短期間で依存状態になってしまうのがネット依存の特徴です。

ネット依存への入口として、もっとも多いのがオンラインゲームです。きっかけは友人からの誘いであったり、家にパソコンがあるからといった些細なことからはじまります。開始時は無料のゲームが多いこともあって、気軽にMMORPG（Massively Multiplayer Online Role-Playing Game：多人数同時参加型オンラインロールプレイングゲーム）やシューティングゲームのFPS（First-Person Shooter）などに参加するのです。FPSは、プレイヤーの視点でゲーム内の世界を自由に移動できる3Dのアクションシューティングゲームです。

オンラインゲームの特徴は、長時間プレイすればするほど自分のアバター（分身）やキャラクターが成長し、強くなっていくところにあります。また、武器やアイテムも充実していきます。そうして敵やモンスターを倒していくと、現実世界では味わえないような充実感・達成感が得られるようになるのです。

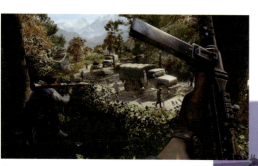

● FPSの1つで、人気の高いリアルな戦争ゲーム。
（写真提供：Inside Gaming Daily Machinima）

オンラインゲームを代表するMMORPG（多人数参加型オンラインロールプレイングゲーム）は、大量のゲームが無料で世界中から供給されている。

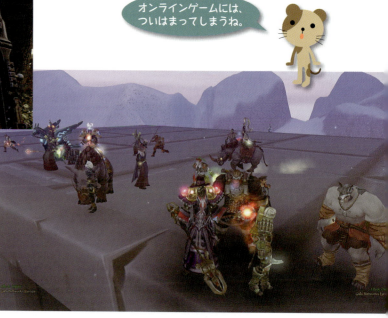

オンラインゲームには、ついはまってしまうね。

● 典型的なMMORPG。登場人物たちが敵と戦う。
（写真提供：Allods Online）

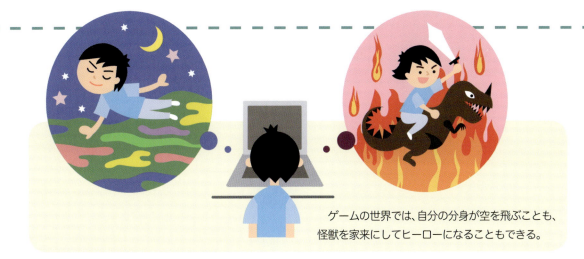

ゲームの世界では、自分の分身が空を飛ぶことも、怪獣を家来にしてヒーローになることもできる。

　この成功体験が忘れられなくなり、ゲームにはまっていきます。ゲーム内というバーチャル（仮想現実）な世界でヒーローとなり、ほかの参加者から賞賛されるようになると、いつの間にか現実世界よりもバーチャルな世界のほうが大切なものとなり、ゲームの世界から抜け出るのが困難になってしまうのです。

　やがて自分をコントロールできなくなり、日常生活にも支障が出てきます。そうなると、もう立派な依存の成立ということになります。

■ ゲームが面白すぎる？

　難敵やモンスターを倒していく高揚感、そして自分の地位のレベルが上がり、称号がついたときの達成感！　オンラインゲームならではの喜びです。

　それだけではありません。オンラインゲームでは、アバターを使うことによって現実の自分よりも理想的で魅力ある人物になることができます。そして同じように魅力ある人物となった仲間とのコミュニケーションを通して、バーチャルな世界での人間関係を広げることができます。ゲームには大きな魅力があるのです。

　一方、ゲーム業界でも、ゲームクリエーターなどのプロが収益を上げるための商品づくりをしています。年齢・性別を問わず少しでも多くの人がプレイヤーになってくれるようパッケージ料金を設定し、購買意欲を高めるような武器やアイテムをつくり出します。

　そしてテレビを使った CM を大量に流して興味を呼び起こします。より魅力的なキャラクターを開発し、洗練されたグラフィックとワクワクするようなストーリー、闘いに勝てばランクが上がるシステム、チームで力を合わせて闘う仕組みをつくり上げていきます。

　ゲーム製作会社は、プレイヤーたちを飽きさせないために、次々に問題を設定し、敵を登場させ、終わりのない展開を工夫していきます。どうすれば面白くなるかを真剣に考えてつくり上げられた商品が、面白くないわけがありません。

　その結果としてゲーム依存の患者が生まれているとしても、企業としては収益を上げるのが当然なのですから悪いことをしているわけではありません。今やゲーム業界は、日本でも指折りの成長産業として注目されています。それだけに競争が激しく、より面白いゲームを提供するよう、各社がしのぎを削っているのです。

# ネット依存になりやすいタイプ

■ **本人が抱える要因**

　では、同じゲームをしていても、依存になる人と依存にならない人がいるのはなぜでしょう。その違いがわかれば、ネット依存のリスクが明らかになります。

　ネット依存についてはまだ研究途上であり、リスク要因のすべてが明らかになっているわけではありませんが、これまでの多くの患者の診察経験から、ネット依存になりやすい人の傾向は、ある程度わかってきています。次のようなタイプです。

1　ゲーム、勝負が好き

　本人がもつ要因としてよく見られるのは、中高生の場合、成績がよい（よかった）者が多いということ。そして、ゲームや勝負事が元来好きであることです。ごく幼い頃からポケモンなどのゲームに親しんでいた人が目につきます。

2　対人関係が築けない

　実生活では自分に自信がもてず、対人関係を上手に築くことができないタイプ。友人がなかなかつくれない、人とつきあうのが苦手というタイプの人です。人間関係上

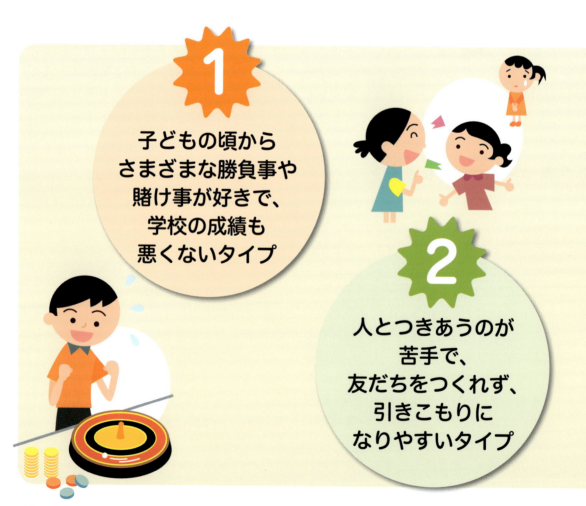

**1** 子どもの頃からさまざまな勝負事や賭け事が好きで、学校の成績も悪くないタイプ

**2** 人とつきあうのが苦手で、友だちをつくれず、引きこもりになりやすいタイプ

のトラブルを起こしたり、友人をつくれない寂しい思いから、引きこもりになり、ネットの世界だけが他人との接点になっていくのです。

これは裏を返せば、リアルの世界が充実していれば、依存になるほどネットに没頭する人は少ないということになります。

### 3　心理的な障害

発達障害の２つのタイプ、ADHD（注意欠如・多動性障害）と自閉症スペクトラム障害（ASD）、それに社交不安障害がある人はネット依存になるリスクが高くなります。

発達障害の傾向がある場合、場の空気を読むことができない、人との関係を上手にもつことができないといった特性があるので、直接会話しなくてもコミュニケーションがとれるネットの世界にはまりやすいということがいえるでしょう。

久里浜医療センターで治療を受けている患者のなかにも、発達障害とネット依存を合併している人が少なくありません。

ADHDや発達障害があるからといっても、必ずネット依存になるわけではない。注意して見守ることが大切なんだ。

## 3

### ADHDの傾向、ASDの傾向、社交不安障害の傾向があるタイプ

落ち着きのないADHDの子どもは、何か興味をもつとそのことだけに熱中する。ASD（自閉症スペクトラム障害）があると、苦手な学習項目があったり、場の空気が読めなかったりして引きこもりやすい。

社交不安障害があると、人前で何かすると緊張してしまい、自分だけの世界に逃げこみたくなる。

### ■ 脳が衝動を抑制できない！

　脳の働きについては第3章で詳しく述べますが、衝動性の高い脳の持ち主は自分をコントロールするのが苦手で、ネット依存になりやすいという研究報告があります。衝動性とは、目の前にある小さな報酬に飛びついてしまう性質のことをいいます。

　たとえば、何かの報酬として今日なら100円もらえるけれど、1週間待ったら2000円もらえるといわれた場合、どちらを選択するでしょうか。たいていの人が1週間くらい待っても2000円をもらったほうがよいと考えるでしょう。しかし、衝動性が高い人は1週間が待ちきれず、今日100円もらうほうを選んでしまうのです。

　2000円もらうために1週間我慢することを自己制御といいますが、衝動性が高い人はこれが効かないのです。そして、ネット依存の場合、多くの人が衝動性の高い反応をしてしまうのです。

　自己制御をつかさどっている脳の部分を「前頭前野」といいます。ネット依存者とネット依存ではない人の前頭前野の反応を見比べてみましょう。

　たとえば目の前にゲームを見せながら「今はゲームをしてはいけません」と言ったとすると、ネット依存ではない人の前頭前野

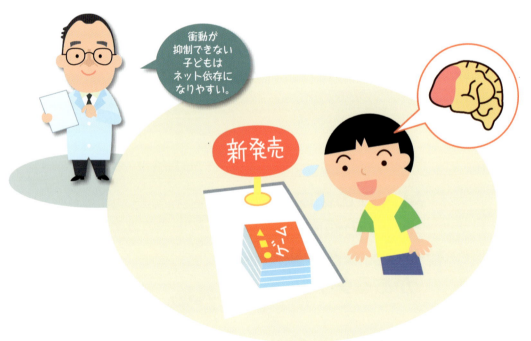

新しいゲームを見ると、やりたくてたまらず、その衝動を抑えるために、脳の前頭葉の「前頭前野」が非常に強く反応する。ネット依存になりやすい脳をもっているといえる。

はそれほど反応を示さないのに、ネット依存者の前頭前野（→p.60）は強い反応を示すことがわかっています。これは、ネット依存者がゲームを我慢するためには、前頭前野を強く働かさなければならない、という反応です。前頭前野がブレーキを強くかけないとネット依存者はゲームを我慢できないということです。

しかし、ネット依存者にとっては毎度ブレーキを強くかけるのは難しいため、つい衝動に負けてゲームやSNSなどのネットをはじめてしまうのです。

こうした性向はアルコール依存者やギャンブル依存者にも見られるもので、おそらくは脳の特質として生まれたときから持ち合わせているものではないかと考えられています。

ネット依存と遺伝の関係についてはまだほとんど研究がなされていませんが、発達障害は遺伝性がきわめて高いことが知られています。

また、ギャンブル依存やアルコール依存も遺伝性があることがわかっています。発達障害とネット依存が重複しやすいことを考えると、ネット依存もまた遺伝的要因があるだろうことが推察されます。

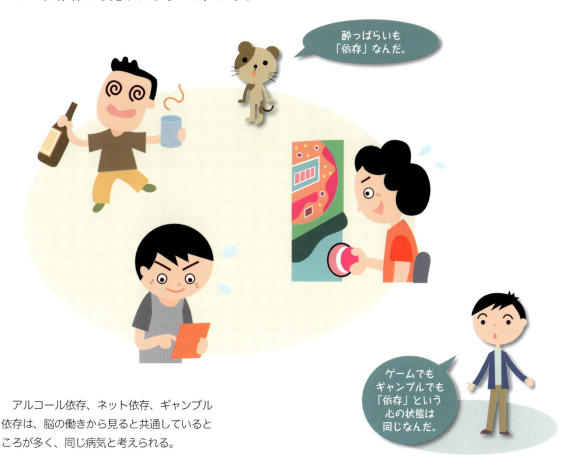

アルコール依存、ネット依存、ギャンブル依存は、脳の働きから見ると共通しているところが多く、同じ病気と考えられる。

# ネット依存を起こしやすい環境

■ ネット環境の拡大

　ネット依存は、個人の資質とは別に、本人をとりまく環境要因も大きく作用します。
　環境要因の1つとして、まずパソコンやスマホの普及率が格段に伸びていることがあげられます。総務省が行った「ICTサービスの利用動向」調査（2015年）では、世帯別のパソコン普及率が76.8％、スマートフォンの普及率が72.0％となっており、インターネット利用率は83.0％となっています。パソコンについては一家に1台という状況に近く、スマホも半数以上が所有している状況にあって、誰もが容易にネットの世界に入っていける環境が整っているということができます。

■ 環境要因を見てみると

　こうした土壌のうえで、たとえば本人の周囲にゲーム好きの兄弟や友人がいて、彼らに誘われて気軽にオンラインゲームをはじめたところ、結局本人がいちばんゲームにはまってしまったというような場合があります。あるいは、祖父母や両親が子どもへのプレゼントとしてスマホなどを与えたことがネット依存のきっかけになるということもあります。どんなケースがあるか見てみましょう。

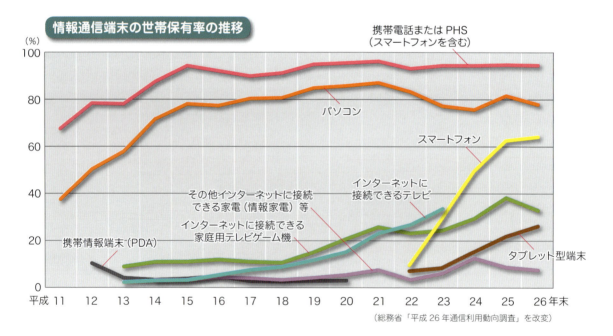

（総務省「平成26年通信利用動向調査」を改変）

　ネット依存を促す環境要因として、大きく影響するのがスマートフォンの普及である。2010年（平成22）に10％程度だったスマホの世帯保有率が、2012年（平成24）には60％近くまで急上昇する。2012年は中高生のネット依存が問題になりはじめた年。2014年（平成26）にスマホの保有率は64.2％になり、その後も少しずつ増え、2015年（平成27）末に72％に達している。

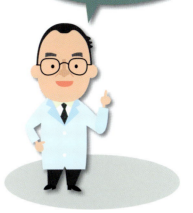

子どもが
ネット依存になりやすい家庭では、
父親の影がうすい。
子どもをコントロールするべき
父性が欠如しています。

### 自分の居場所がない

　本人のまわりの環境として、自分のことを話したり、自分の力を発揮できる場所がなく、そのためネットの世界で自分の居場所や友人を探すというケースもあります。なかには大学に入ったものの、高校のようなクラスがないために友人ができず、家に帰ってもやることがなく、時間をもてあましてパソコンを閲覧。その時間がどんどん延びていったというケースもあります。

### ネット利用を放任

　学校や家庭がネットの過剰使用を容認する傾向があります。特に学校ではパソコンやタブレットを使った授業をしているところがあり、ネットの使用にまったく制限を設けていないところがあります。家庭においても、両親が自分たちもネットやスマホをよく使うので子どもがネットを自由に使うことを認めてしまう傾向があります。

### 子どもを甘やかす家庭

　両親が子どもの行動をコントロールすることが困難になっているということもあります。甘やかして育てたためにパソコンやスマホの使用を制限しようとしても言うことを聞かないというケースです。そのためにどんどん使用時間が延びていき、ネット依存になってしまうということがあります。

### 父性が欠如した家庭

　父性の欠如ということもあります。子どもをコントロールする役割を担うはずの父親の影が薄いということが大きな問題になっています。単身赴任で父親が離れて暮らしていたり、離婚のために父親が不在であったり、父親の権威が家庭内で弱い場合が考えられます。久里浜医療センターを受診する患者のなかにも、父親が不在のケースが非常に多いのが特徴的です。

### ゲーム業界の責任

　ゲーム業界にも責任がないとはいえません。依存しやすいゲームを提供し、過剰なまでに宣伝している現状が問題です。特に人気のあるアニメとゲームを融合させた商品などは、アニメ好きの子どもたちを何の抵抗もなくゲームの世界へと導く機能をもっています。ゲーム産業は日本の成長産業の1つであり、販売するうえでの規制はまったくありません。ネット依存が増加していくことを考えると、将来的には何らかの規制が必要になるのかもしれません。

　実際、お隣の韓国では「シャットダウン制」を実施し、午前0時から翌朝6時まで、16歳未満のネット使用ができないようになっています。そして、この規制をさらに広げ、対象をスマホにも適用しようとする動きもあるようです。ただし、その一方ではシャットダウン制の撤回をもとめるゲーム業界の圧力もあるので、韓国においてもゲーム規制の問題は一筋縄ではいかないようです。

# ［ネット依存体験記］
# ゲーム依存から脱け出すまで

実際にネット依存になった患者さんの例を紹介しましょう。ネット依存になった原因や、依存からどうやって脱却できたかの実体験です。

## ◆ きっかけはいじめ

Iさんは大学2年生の時から約2年間にわたってオンラインゲームに没頭する生活を送りました。もともとゲームが大好きで、小学生の頃からゲーム機でよく遊んでいました。しかし、その頃はまだ、親の注意もあってゲームにはまることはなかったといいます。

ゲームとの関係が深まったのは中学生の頃。学校でのいじめが原因でした。ものがなくなる、級友から無視される、「死ね」と書かれた紙が机に置かれている、など。そんないじめが続いたことで人間不信になり、布団に入っても眠れない睡眠障害に悩まされるようになりました。

「眠るまで2時間くらいかかってしまうのです。その時間がもったいなくて、ゲームをするようになりました。ゲームをして疲れ果てることで、眠りに落ちていたのです」

それでも中学時代は成績がよかったIさんは、目標にしていた高校に無事合格。高校時代はサッカー部にも入って比較的充実した毎日を送ることができました。

## ◆ 人生の目標を失ってゲームへ

けれども、志望校に入るという目標が達成されてしまい、その後はまったく勉強しなくなりました。なんだか生きる目標をな

くしてしまったような気持ちで大学受験では1年浪人。翌年は、ある大学の経済学部に合格しましたが、それも2人いる兄がいずれも経済学部だったから何となく入っただけで、明確な目的をもっていたわけではなかったのです。

バイトをしてサークルにも入り、仲間たちと飲みにも行ったけれど、何だか人生がつまらない。そんなときに友人に誘われてはじめたのがオンラインゲームでした。

## ◆ 1日12時間ゲームに没頭

IさんがはじめたのはFPSと呼ばれるシューティングゲーム。武器をもって戦場を走りまわり、敵を撃ち倒していくゲームです。ネットを通してつながった仲間たちとチームをつくり、連携を取りながら敵を次から次へと倒していくのです。その戦闘成果によってチームの順位が決まっていきます。

ゲームの面白さにはまるのに時間はかかりませんでした。

「大学がまったくつまらなかったので、ゲームの面白さに簡単にはまってしまいました。大学2年生の5月頃にゲームをはじめて、最初は2時間くらいだったのが、そのうち6時間になり、8時間になっていった。ゲームをはじめて2カ月後には大学に行かなくなり、1日12時間くらいゲームをし続けるようになっていました」

広島から東京に出てひとり暮らしをしていたIさんに、ゲームを止めるように忠告する人はいませんでした。この頃のIさんの1日の生活パターンは次のとおりです。

「午後3時頃に起きて、夕方5時頃までゲームの個人練習をします。それからゲームの上手な人たちだけが集まって練習をする。午後7時から8時になるとほかのメンバーも集まってくるので、チーム全員で練習試合をします。それを夜10時頃まで続けて休憩。ここでコンビニ弁当などを食べます。すぐに練習試合が再開されて午前1時くらいまで続きます。その後はスカイプを使って練習試合の反省会をします。そして、その反省をもとにまた練習試合。寝るのは朝の5時頃でした」

チームのメンバーは15人ほどですが、相手チームとの試合に出られるのは5人から8人なので、チーム内にはスタメンを競う戦いもありました。下は中学生から上は社会人まで、年齢も住んでいる地域もばらばらな人たちが、ゲームを通して一体となって活動するのです。そこにはネットゲームならではの面白さがありました。

「ゲームには大会があって、僕たちはそれに向かって練習を重ねていました。優勝して日本一になろうと夢中だったのです」

ゲームの面白さと日本一になるという目標。そこにはIさんが見失っていたものがそろっていました。

### ◆ ゲームが止められない！

食事は1日に1回。動くのはトイレに立つときと夕食を調達するためにコンビニに行くときくらい。あとはひたすらパソコンの前に座ってゲームを続けるか、眠るだけ

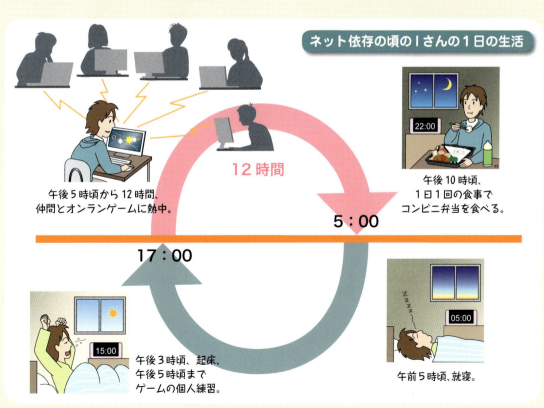

ネット依存の頃のIさんの1日の生活

午後5時頃から12時間、仲間とオンラインゲームに熱中。

午後10時頃、1日1回の食事でコンビニ弁当を食べる。

午前5時頃、就寝。

午後3時頃、起床、午後5時頃までゲームの個人練習。

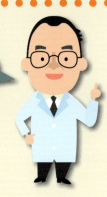

ネット依存の人たちに共通しているのが、栄養不足と体力低下なんだ。

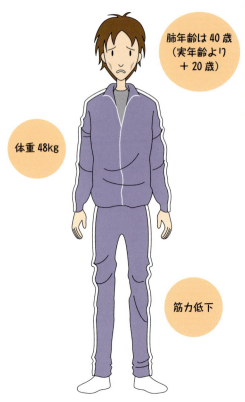

久里浜医療センターを受診したIさん

肺年齢は40歳
（実年齢より
＋20歳）

体重48kg

筋力低下

栄養不足から極度の低栄養状態に陥っていたIさん。筋力も著しく低下し、体力測定もすべて平均値以下だった。

の生活が1年半ほども続きました。ほとんど動くことがなかったので、自分の体力がどの程度まで落ちているか、自覚することがなかったといいます。

Iさんの異変に、最初に気づいたのは彼の母親でした。

まったく大学に行ってなかったIさんですから、単位が取れていません。大学から成績のことで親元に通知が行き、そこからゲーム漬けの生活が親に知られてしまいました。心配した母親は、久里浜医療センターのことを知って連絡を取り、相談に行きました。

Iさん自身、1日12時間もゲームをやっているのは異常だと思っていました。大学の仲間たちは進級もして、そろそろ就職の心配をしはじめていました。ツイッターを見ると、みんながそれぞれに頑張っている姿が浮かんできます。それなのに自分は現実世界が面白くなくてゲームにひたっているばかり。心の奥にはゲームを止めたいという気持ちがあるのに、それでも止められません。少なくともゲームをしている間だけは現実を忘れられるのです。

「もはや楽しむためというよりも、現実から逃げるためにゲームをやっていました。でも、そのゲームも大会には出たものの2位にしかなれなかった。あれだけ必死に練習したというのに。これで自分でも、これ

以上ゲームを続けてもプロのゲーマーになるのは無理だとわかってしまったのです」

◆ 体重が48kgまで減少

久里浜医療センターで相談してきた母親は、Iさんに受診をすすめましたが、Iさんはそれを拒みました。そしてまたゲームを続ける日々。しかしIさんのなかでは、大学の仲間たちに後れを取ることへの焦りが募っていきました。その頃になると、体力の衰えも自覚するようになってきました。

「たまには外に出ようと駅まで行ってみたのですが、たったそれだけで翌日筋肉痛になってしまった。これはさすがにマズイと思いました」

母親に久里浜医療センターでの受診をすすめられてから数カ月経っていましたが、Ｉさんはようやく決意。自分から予約を取って受診することにしたのです。
「受診時に体重を計ったのですが、48kgしかありませんでした。今は56kgまで回復しましたが、あのままゲーム漬けの生活を続けていたら、いつ死んでもおかしくなかったのかもしれません」
　１日１回しか食事をとっていなかったＩさんは、極度な低栄養状態になっていたのです。受診時には体力測定も行いますが、体力はすべてにおいて平均値以下。肺年齢などは 40 歳という結果が出ました。
「小中高とサッカーをやっていたのに、この体力ギャップはショックだった」と語るＩさんは、これをきっかけにオンラインゲームを止める決意をしました。

### ◆ 自分の居場所を見つけた

　Ｉさんはその後、大学に復学。久里浜医療センターの治療プログラムを通して、臨床心理士になるという新しい目標を得て、大学院の受験を目指しています。また、支援ボランティアとして治療プログラムに参加し、ほかの患者の治療を助ける立場に立っています。
「久里浜の治療プログラムでは、自分と同じようにネット依存で悩んでいる人がいました。彼らと悩みを共有することで、自分にも居場所があると感じることができた。それがいちばんよかったことです。悩みを共有できる人間関係ができたことで毎日が充実し、生きる目標もできました。周囲を見ても、依存から立ち直った人はそれぞれに目標を見出せた人が多いと思います」
　絵画に興味をもつ人や海洋や宇宙に興味をもつ人など、現実世界に目を向け、何かに興味をもつことがバーチャルな世界から戻ってくる手がかりとなるのです。今、Ｉさんは、ネットとの距離を適度に保ちながら、新しい目標に向けて毎日を送っています。

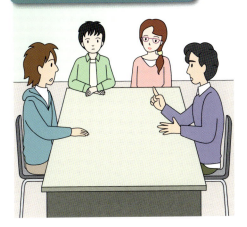

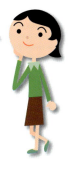

久里浜医療センターの治療プログラムの１つ、グループディスカッションに参加したＩさんは、同じ悩みをもつ仲間と出会い、依存から抜け出すきっかけを得た。

# ネット依存と他の依存

## ■「依存」は同じ心の病気

　ネット依存だけでなく、ギャンブル依存やアルコール依存、薬物依存、ニコチン依存など、すべての依存は「気持ちがいい」という感動(快感)が出発点となっています。何ものにも代えがたい快感が得られるから、アルコールや薬物などの「物質」であれば、その量を増やします。ギャンブルや買い物などの「行為」であれば、その回数や時間を増やしていきます。ネット依存も「行為」に対する依存で、共通するのは「快感」をきっかけとする心の病気だということです。

## ■ 意志の強さでは止められない

　快感を求める行動がエスカレートしていくと、健康問題や社会的な問題、さらには金銭的な問題も生じてきます。
　たとえばアルコール依存であれば、長期間アルコールを摂取することで肝臓をはじめとする内臓機能が障害を受けるようになります。体調不良が続けば、仕事に支障が出るようになって、職を失うことにもなりかねません。また収入がなくなっても、酒だけは買わずにいられないので、無理して借金をしてしまうといった問題も生じてき

### 薬物依存

　薬物依存は覚せい剤や大麻、ヘロインまたはシンナーなどの薬物を繰り返し使い、使っていないと不快になる、止めようと思っても止められないという状態です。昨今では薬物依存が低年齢層にも広がる傾向があり、問題となっています。
　薬物がほしくて我慢できなくなる精神的依存と、薬物の効果が薄れると離脱症状が現れる身体的依存があります。体が薬に慣れてくるため、同じ効果を得ようとすると使用する薬の量が増えてしまいます。

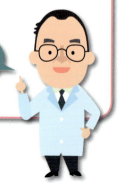

薬物依存は脳にも破壊的影響を与えてしまうんだ。

### アルコール依存

　大量の酒を長期間にわたって飲み続けたため、酒がないと普通でいられなくなる状態です。薬物と同じように、飲み続けているうちに耐性がついてくるため、酒量が増えていきます。アルコールの影響は精神面、身体面の両方に現れるので仕事ができなくなるなど生活に支障が出てきます。
　アルコールが抜けてしまうとイライラや不眠、頭痛、手のふるえ、発汗、頻脈などの離脱症状が現れてくるため、また酒を飲んでしまうということを繰り返します。最近は若い女性の患者が増えています。

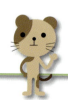

酒がきれると手がふるえだすんだ。

ます。

そうした問題が生じても酒を止められません。自分でも酒を止めなくてはと思っていても、このままでは酒のために身を滅ぼすとわかっていても、飲み続けるのです。

しかし、止められないのは意志が弱いからではありません。依存が心の病気だからであり、治療しなければ改善することは難しいのです。

### ■ 依存を中断すると離脱症状

依存という障害の特徴は、依存している物質を無理に中断・中止すると、さまざまな身体症状が現れることです。医学的には「離脱症状」と呼ばれるもので、吐き気や発汗、ふるえ、発熱などの生理的な症状のほか、不眠などの睡眠障害が現れることもあります。

典型的な生理的離脱症状が現れるのは、物質依存の場合ですが、ネット依存やギャンブル依存のように、行為に依存している場合にも、こうした離脱症状に似た症状が現れます。怒りやイライラ、意欲の低下などがみられます。

## ニコチン依存

タバコにふくまれるニコチンという成分のために喫煙を止められなくなる状態です。タバコを吸って肺に入ったニコチンは数秒で脳に達し、脳内で本来働くはずの神経伝達物質の代わりに刺激を与え、快感や報酬感を与えます。

喫煙を繰り返しているうちに依存が進み、ニコチンがないとイライラする、落ち着かないなどの離脱症状が現れます。タバコを吸うとリラックスする、気分が落ち着く、頭がスッキリすると感じますが、吸い終わってしばらくするとニコチンが切れるために再び離脱症状が現れます。

ニコチンはタバコを吸う本人だけでなく、周囲にいる人の健康にまで悪影響を与えるのが特徴です。

## ギャンブル依存

パチンコ、競輪・競馬・競艇、スロットマシーン、麻雀などの賭け事が、生活に支障をきたしても止められなくなる状態をいいます。日本人に多いのはパチンコ依存です。

ギャンブルで大勝ちしたり、大金を得たときの興奮や快感は強烈です。そうした体験を繰り返した結果、ギャンブル依存の脳ではドーパミンの分泌が減ってしまうために、常に強い刺激を求めるようになっているのです。ギャンブル依存の人は、たとえ負けても大きな問題としてとらえない傾向があります。

パチンコにもドーパミンが関係するんだ。

## コラム　ネット依存にも遺伝的要因がある！？

　ネット依存に遺伝的な要因があるかどうかについての研究は始まったばかりです。ある双生児研究によると、インターネット依存の全リスクの58〜66％が遺伝によるとのこと（Li M. et al., Twin Res Hum Genet. 2014）。遺伝子工学が発達し、ヒトゲノムがすべて解析された現代では、遺伝と依存の関係を証明するのは決して難しいことではありません。簡単にいえば、依存患者の全遺伝子と健常者の全遺伝子を比較して、違いがある部分をひとつひとつ洗い出し、危険因子となりそうな遺伝子（塩基配列）を特定すればよいのです。

### ニコチン依存に関わる遺伝子

　実際、ニコチン依存と遺伝の関係については、アメリカの国立衛生研究所（NIH）と薬物乱用研究所（NIDA）が支援する研究において、ニコチン依存に関連する遺伝子を同定するための初のヒトゲノム解析が完了したという報告がすでにあります（NEDO海外レポートNO.992、2007年）。同研究ではニコチン依存への関与が疑われる候補遺伝子が見つかっています。

　アルコール依存と遺伝の関係については、家族内での遺伝が統計的に明らかにされています。アルコール依存の3人に1人がアルコールを乱用する親をもっており、アルコール依存の父親をもつ子どもの4人に1人はアルコール依存になりやすいといわれています。

### 発達障害と遺伝要因

　ネット依存と関係が深い発達障害には、脳機能に何らかの先天的な障害があると考えられ、その障害を引き起こしているのが遺伝的要因であるとされています。発達障害の1つである「自閉症スペクトラム障害」には、すでに関連する遺伝子が数多く報告されていますが、さまざまな遺伝子が複雑に関連し合うため、決定的な特定はまだなされていません。

　発達障害をもつ人間がネット依存になりやすいことを考えると、ネット依存にも遺伝的要因があるだろうと推測するのは容易です。「依存」という脳の状態を引き起こすことに、遺伝子が関与していることはおそらく間違いないのでしょう。

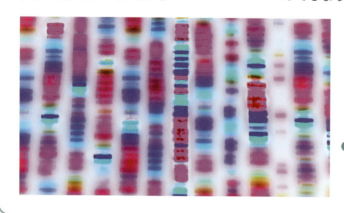

● 遺伝子の塩基配列（カラー着色）。ネット依存にも遺伝子の関与があり得るとされる。
（写真提供：iStock）

第 **3** 章

# ネット依存の脳で
# 何が起こっているか

# ネット依存は脳を破壊する!?

■ **ネット依存者の脳画像**

　毎日長時間オンラインゲームやSNSを続けるなど、ネット依存になってしまった人の脳には、どのような変化が起きているのでしょうか。この方面では韓国や中国で盛んに研究が行われており、最先端の画像診断機器を使ってネット依存者の脳を調べています。

　そうした研究から示唆される一番のポイントは、オンラインゲームなどをやり続けるネット依存者の脳では、前頭葉（特に「前頭前野」）の働きが健常者に比べて大きく低下しているのではないか、ということです。

　前頭葉の前部である前頭前野は、ヒトでは最もよく発達した部位で、「脳の司令塔」とも呼ばれます。意思決定など重要な役割を担い、理性的な思考や判断、忍耐にも関わっている部分です。前頭前野の働きが低下すれば、ゲームであれ飲酒であれ、欲望を我慢することが難しくなります。

　アルコール依存者や薬物依存者の脳で、前頭葉が萎縮しているのは、画像検査でも証明されていて、よく知られた事実です。ネット依存者の脳でも似た現象が起こっていると考えられています。

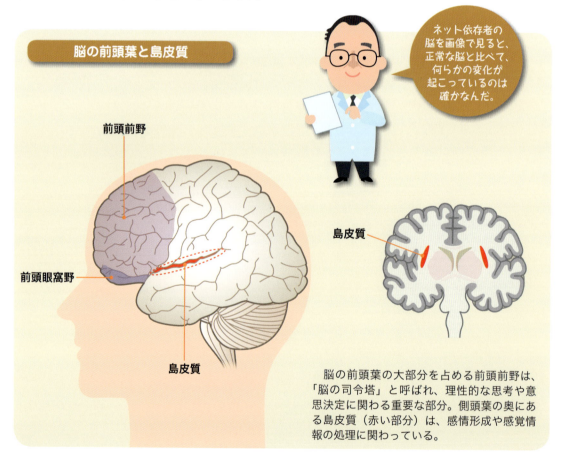

**脳の前頭葉と島皮質**

ネット依存者の脳を画像で見ると、正常な脳と比べて、何らかの変化が起こっているのは確かなんだ。

前頭前野
前頭眼窩野
島皮質

島皮質

脳の前頭葉の大部分を占める前頭前野は、「脳の司令塔」と呼ばれ、理性的な思考や意思決定に関わる重要な部分。側頭葉の奥にある島皮質（赤い部分）は、感情形成や感覚情報の処理に関わっている。

## ■ 脳の神経細胞が死滅する

さらに中国科学院のYan Zhou博士らは、ネット依存者の脳をMRIで調べ、脳組織の一部で神経細胞の死滅が起こっていると報告しています。

神経細胞が死滅していたのは、「大脳辺縁系」の「帯状回」や「島皮質」という部分です。

大脳辺縁系は脳の深部中央に位置し、動物的な古い脳といわれ、本能的な行動や情動（喜怒哀楽の表現）、認知、記憶に関わる部分です。帯状回はその一部を構成しています。

島皮質は、側頭葉の奥のほうに位置する部位で感情、感覚、欲望に関与しています。

これらの組織で、細胞の死滅（脱落）が起こっているとすれば、感情表現がうまくいかなかったり、感覚情報が混乱したり、認知機能障害や記憶障害を起こしたりする可能性があります。

ネット依存の脳に何が起こっているのか、まだ研究中の分野でもあるので、この章で冷静に見ていきましょう。

### 脳細胞（島皮質）の死滅を示すMRI画像

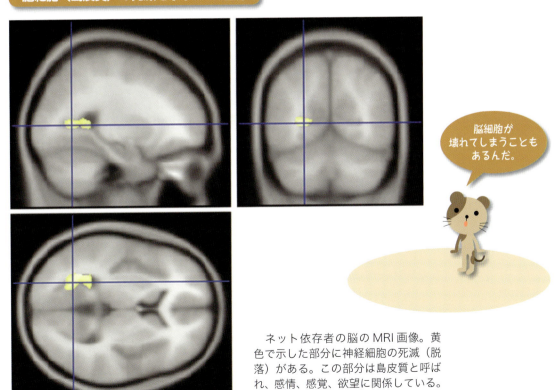

脳細胞が壊れてしまうこともあるんだ。

ネット依存者の脳のMRI画像。黄色で示した部分に神経細胞の死滅（脱落）がある。この部分は島皮質と呼ばれ、感情、感覚、欲望に関係している。
(Zhou Y. et al., Eur J Radiology. 2011)

# 衝動性がネット依存を強める

## ■ 脳研究の３つのアプローチ

　ネット依存と脳のメカニズムの関係については、大きく３つのアプローチに分けることができます。

　１つ目は「衝動性」の問題です。ネット依存の子どもの脳の活動を見ると、「我慢する」ということに対して前頭前野に強い反応が出ます。たとえばゲームが目の前にあるときに、それで遊ぶことを禁じられるとネット依存の子どもの脳には非常に強い反応が現れます。ネット依存ではない子どもが普通に我慢できるものに対して、ネット依存がある場合は前頭前野が強く反応してブレーキをかけないと我慢できません。しかし、長時間にわたってブレーキをかけ続けることは難しいので、ゲームをしたいという衝動に負けてしまうのです。

　２つ目は脳の「報酬系」の問題です。私たちの脳は、ある欲求が満たされたときに快を感じます。この心地よさを与える神経系を報酬系と呼びます。ネット依存の子どもにゲームを暗示するようなもの（ゲームのパッケージなど）を見せると、脳の中の報酬系と呼ばれる神経回路が強い反応を示すのです。

　３つ目は脳のダメージについての研究です。ネット依存になるほどインターネットを使いすぎた子どもの脳は、神経細胞の密度が減少しているという報告があります。そのメカニズムについてはよくわかりませんが、ゲーム障害が重症なほど、あるいはその期間が長いほど脳の密度が下がるとされています。

　それぞれのアプローチから脳を見てみましょう。

## ■ 衝動性と脳の関係

　まず、衝動性と脳の関係について見ていきましょう。

　衝動とは、本能と同じように原始的な脳機能で、反省や抑制なしに人を突き動かす心の動きのことをいいます。通常は意志や理性といった高次な脳機能によって制御されていますが、抑えるのが難しいほど強い衝動や制御障害が起こると、欲求がそのまま行動として現れてしまいます。これを衝動行為といい、衝動行為が現れる傾向のことを「衝動性」といいます。

　たとえば、今すぐなら100円あげるけれど、明日なら200円、１週間後なら2000円あげると言われたとき、１日も待てずに目の前の100円に飛びついてしまうような傾向を衝動性といいます。

　これに対して、衝動を抑えてより大きな報酬が得られるように我慢して待つことを「自己制御」といいます。たいていの人は１週間待って2000円を得るでしょう。

　ネット依存の子どもの場合、おしなべて衝動性が高く、１週間後の2000円よりも目の前の100円に飛びつく傾向が強いということがわかっています。薬物依存やアルコール依存でも同じ傾向が見られ、依存と衝動性との結びつきの強いことがうかがえます。

## ■「脳の司令塔」の働きが低下

　そうした衝動性を抑え、理性的にコント

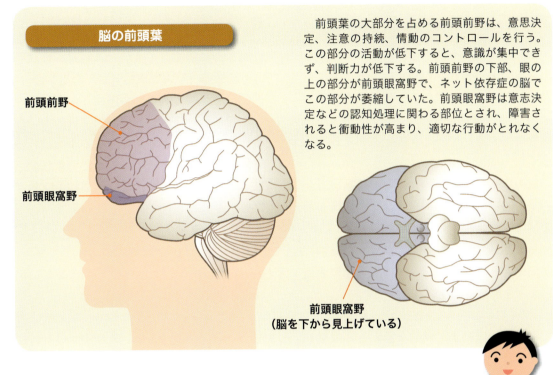

**脳の前頭葉**

前頭葉の大部分を占める前頭前野は、意思決定、注意の持続、情動のコントロールを行う。この部分の活動が低下すると、意識が集中できず、判断力が低下する。前頭前野の下部、眼の上の部分が前頭眼窩野で、ネット依存症の脳でこの部分が萎縮していた。前頭眼窩野は意志決定などの認知処理に関わる部位とされ、障害されると衝動性が高まり、適切な行動がとれなくなる。

前頭前野

前頭眼窩野

前頭眼窩野
（脳を下から見上げている）

ロールするのは脳の前頭前野と呼ばれる部位です。前頭前野は「脳の司令塔」とも呼ばれるほど重要な役割を果たしており、記憶ややる気に関係するほか、やってはいけないことはしない、やりたいことを我慢するといった理性や忍耐にも大きく関わっています。ネット依存や他の依存の場合、この部分の活動が低下していることがわかっています。

fMRI（functional MRI：機能的磁気共鳴画像法）という特殊な画像検査装置を使って脳内の状態を見ると、ネット依存の子どもの脳は、ゲームに関係したものを見せるだけで、前頭前野や線条体が強く反応するのがわかります（→p66参照）。健常者では特に反応しないものに対しても、ネット依存になると前頭前野が強く反応してしま

> 何かを決めたり、やる気をだしたりするのは、脳の前頭葉の働きなんだ。

い、強くブレーキをかけなければ衝動を抑えることができないのです。

アルコール依存や薬物依存の場合は、アルコールなどの物質が作用して前頭前野の働きが低下しているのですが、ネット依存の場合はそうした物質がなくても働きが低下してしまうところに特徴があります。前頭葉の働きが弱くなった脳では、もはやゲームなどへの衝動は抑えることができません。

# 脳の「報酬系」のメカニズム

## ■ 快感物質ドーパミン

　美味しいものを食べたり、プレゼントをもらうなど、何か「報酬」を得たときに活動する脳の一連の部位を「報酬系（報酬回路）」と呼びます。神経伝達物質のドーパミンを分泌するドーパミン神経系がその正体です。

　脳の中央近くの中脳にある腹側被蓋野から発するドーパミン神経系は、側坐核と前頭葉に「投射」してドーパミンを放出します。すると、ドーパミンを受け取った領域の神経細胞が活性化して、人間は満足感や幸福感などを感じるようになるのです。

　「投射」とは、神経細胞の線維が長く伸びて離れた領域にまで刺激を伝えることをいいます（ミニ知識参照）。

## ■ 神経細胞のシナプスと受容体

　脳の神経細胞（ニューロン）は、お互いに神経突起（軸索と樹状突起）を出し合い、神経細胞末端と次の神経細胞との間にあるシナプスという接合部で、化学信号のやり取りをしています。神経細胞の中を流れる電気信号がシナプスに伝わると、その刺激によってシナプスから神経伝達物質（化学物質）が放出されて、次の神経細胞へ信号を伝えていきます。

　ドーパミンはその化学物質の1つです。シナプスから放出されたドーパミンは、受け手側の細胞にある受容体（レセプター）という突起に結合することで、細胞をまたがって情報を伝達していきます。受容体はタンパク質でできている突起で、ドーパミン受容体は、脳の側坐核や前頭葉の神経細胞に広く分布しています。

## ■ ドーパミンの分泌とゲーム

　報酬系を活性化する「報酬」にはさまざまなものがあります。ごちそうやプレゼントが報酬となるのはもちろんですが、依存症の人にとってはある特定のものが、脳のドーパミン神経系を活性化することがわかっています。

　たとえば、アルコール依存の人には居酒屋の赤提灯を目にすることが報酬系を刺激することになるかもしれません。またギャンブル依存ならばパチンコ店の音楽がこの刺激になることがあります。

　ネット依存の子どもにとっては何が刺激になるでしょうか。

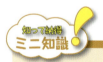

### 投射ニューロンとは

　脳の神経系の働きを説明するとき、「投射」という言葉がよく使われます。普通の神経細胞（ニューロン）は、神経末端から神経伝達物質を分泌して近縁の神経細胞に情報を伝えますが、投射ニューロンと呼ばれる神経細胞は、軸索を長く伸ばしてその先から神経伝達物質を拡散させて分泌し、遠くの広い領域の神経細胞に情報を伝えます。このように遠く離れた部位に情報を伝えることを「投射」といいます。ドーパミンを分泌するドーパミン神経も投射ニューロンの1つです。

## 脳の「報酬系」のメカニズム

脳が快感を感じるのは、神経伝達物質のドーパミンが大脳皮質に放出されるからなんだ。

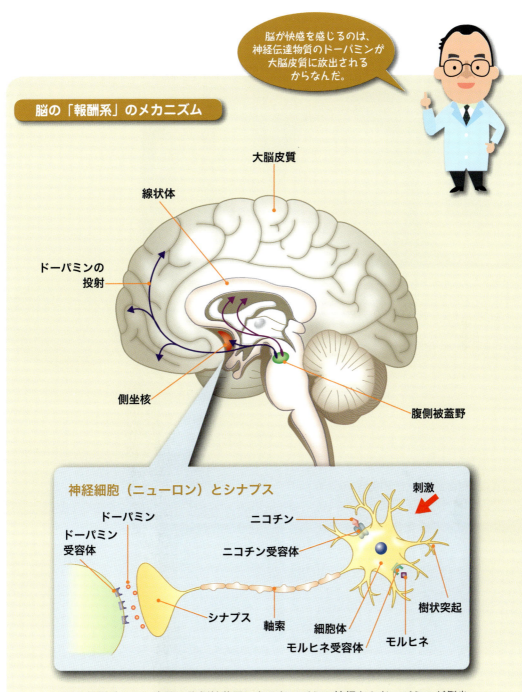

脳の報酬系では、中脳の腹側被蓋野にあるドーパミン神経からドーパミンが側坐核や前頭葉に放出されて、快感や幸福感を感じることができる。ドーパミン神経細胞が刺激を受け取ると、軸索の先端にあるシナプスからドーパミンが分泌され、受け手側の細胞のドーパミン受容体に結合することで刺激信号が伝わり、快感が生まれる。喫煙も同じメカニズムで、神経細胞のニコチン受容体にニコチンが結合すると、刺激信号が前頭葉に伝達され、独特の快感が生まれる。薬物も同様で、たとえばモルヒネにも受容体があり、結合すると痛みがとれ、快感が生まれる。

### アルコール依存の脳の画像

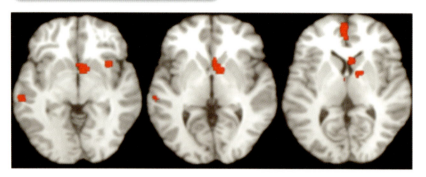

　ウイスキーなど酒の広告を見せたときのアルコール依存の脳の fMRI 画像。アルコールに関する CUE（きっかけ）によって、前頭葉や線条体などが活性化されている（赤い部分）。
(Schacht J. P. et al., Addict Biol. 2013)

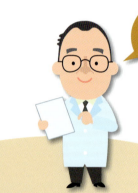

アルコール依存もネット依存も、快感物質のドーパミンが関係する仕組みは同じ。

### ネット依存の脳の画像

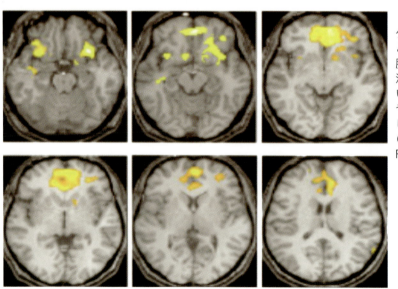

　CUE として、オンラインゲームの画像や広告を見せたときのネット依存の子どもの脳の fMRI 画像。前頭葉など、活性化されている部位（黄色い部分）が、アルコール依存やギャンブル依存の脳と類似している。
(Ko C. H. et al., J Psychiatr Res. 2009)

韓国の研究者、Jung Seok Choi ソウル大学准教授の研究によると、ゲーム依存の子どもに、ゲームに関連した刺激を与えると、報酬系が強く反応することがわかりました。

ここで与える刺激をCUE（キュー、意味は「きっかけ」「暗示する」）と呼びます。ゲーム依存の子どもは、ゲームをしているときだけでなく、ゲームを暗示するようなものを見せただけで報酬系が強く反応します。

この反応は、アルコール依存者にアルコールに関するCUEを見せたときにみられる反応と同じでした。脳の同じ部位が活性化したのです。このことは、ゲーム依存が「依存」であることを示す有力な証拠の1つと考えられます。

ゲーム依存でない子どもの脳には、こうした反応はみられません。つまり、ゲーム依存の子どもの脳は、ゲームを暗示するものを見ただけで「快感」を期待して、ゲームがしたいという欲望を達成するための行動を起こさせるのです。

反対に、ゲーム以外のCUEをゲーム依存の子どもに与えても、報酬系はあまり機能しないことが明らかになっています。ゲーム依存の子どもの脳が「快感」を感じるのはゲームに限られ、それ以外の刺激への興味や関心は非常に少なくなっていると推測できます。

## ■ 行為を促すドーパミン

報酬系で主要な働きをしているのはドーパミンですが、従来、この物質は人間が何か目標を達成したときなどに体内で分泌され、満足感や快感をもたらすものと考えられてきました。

快感をもたらす働きはそのとおりですが、最近の研究によると、ドーパミンは目標を達成する前から分泌されていることが明らかになってきました。つまり、ドーパミンには、人間が何かを得たり目標を達成したりするための行動そのものを促進する働きがあるというのです。

ゲーム依存の子どもが、ゲームを暗示するものを見ただけで報酬系が活性化してドーパミンが分泌されるのも、ゲームをするという快楽へと、彼らの行動を駆り立てる作用の一端を現しているものと見ることができます。

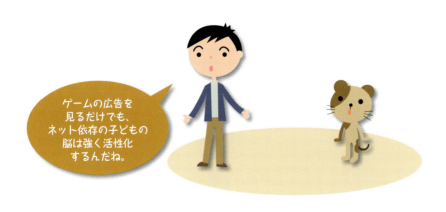

ゲームの広告を見るだけでも、ネット依存の子どもの脳は強く活性化するんだね。

# 依存が進むと「報酬系」が変化

## ■ 快感を感じにくくなる

脳の報酬系では、ドーパミン神経細胞のシナプスから神経伝達物質のドーパミンが分泌され、受け手側の神経細胞のドーパミン受容体に結合することで信号が伝わり、快感が生まれます。

アルコールやニコチン、覚醒剤などを摂取すると、脳内ではドーパミンが盛んに放出されます。しかし、この頻度が多くなりすぎると、脳の中では次第にドーパミンに対する感受性が低下していきます。その結果、報酬系全体が興奮しなくなり、それまでのような快感が感じられなくなってしまいます。

そのため、人はより強い刺激を求めるようになり、さらにたくさんの酒を飲んだりタバコをたくさん吸ったり、あるいは薬の量を増やしたりするようになります。

これが、依存が進行し、刺激に慣れて「耐性」ができたといわれる状態です。

## ■「耐性」から「報酬欠乏症」に

刺激に対する耐性ができると、ネット依存の場合は、ゲームをしても以前のように興奮しなくなるので、より長い時間ゲームをしたり、より強い刺激のあるゲームを選んだりというように行動が変化していきます。このような状態を「報酬欠乏症」といいます。

ギャンブル依存の人などに耐性があるかどうかを調べる検査に、カードを使ったものがあります。パソコンの画面にカードが2枚並んでいて、どちらかを選ばせるとい

うものです。赤いカードが出たら「あなたにお金をあげます」と言い、黒いカードが出たら「あなたのお金を取り上げます」と言います。

被験者の脳の様子を見ながらこのテストをすると、一般の人は、赤いカードを引くと「やったー」とばかりにドーパミンが大量に放出され、報酬系に非常に強い反応が出ます。

ところが、ギャンブル依存の人の場合は、赤いカードを引いても弱い反応しか出ません。「報酬欠乏症」の状態です。ドーパミンの作用が低下し、快感反応が生まれにくくなっているのです。

## ■ ドーパミン受容体の減少？

なぜドーパミンの作用が低下してしまうのか、2つのことが考えられます。

1つ目は、ドーパミン神経系の異常により、ドーパミンの分泌量が減少してしまっているケースです。いくら刺激信号を受けてもドーパミンの分泌量が少なければ、その効果は低いままです。

2つ目は、受け手側の神経細胞のドーパミン受容体の数が減ってしまったケース。受容体の数が減れば、刺激信号を受け取れず、快感も生まれにくくなります。このドーパミン受容体の減少を「ダウンレギュレーション」といいます（p.69画像参照）。

なぜダウンレギュレーションが起こるのかは、よくわかっていません。過剰な刺激に対して、生体がもともと備えている調節機能が働くのではないかと想像されますが、検証はできていません。

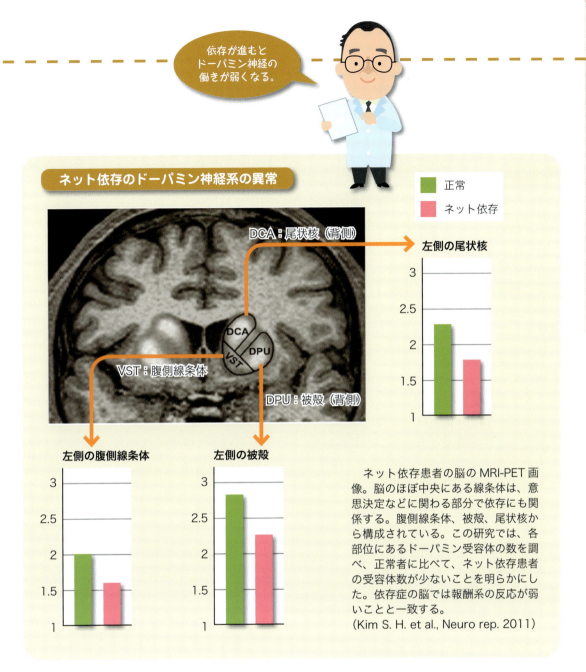

ネット依存患者の脳の MRI-PET 画像。脳のほぼ中央にある線条体は、意思決定などに関わる部分で依存にも関係する。腹側線条体、被殻、尾状核から構成されている。この研究では、各部位にあるドーパミン受容体の数を調べ、正常者に比べて、ネット依存患者の受容体数が少ないことを明らかにした。依存症の脳では報酬系の反応が弱いことと一致する。
(Kim S. H. et al., Neuro rep. 2011)

## ■ 依存体質と遺伝の関係は？

　ドーパミンもその受容体も、ほかのタンパク質と同様、神経細胞の遺伝子発現によってつくられることから、依存と遺伝的要因との関連も考えられています。

　アルコール依存のように、酒に強いと依存になりやすいという場合は、肝臓のアルコール分解酵素のタイプの違いによるので、酵素の遺伝子の差異からわかります。しかし、脳の場合は、依存と遺伝子の関係がまだわかっていません。

　ギャンブル依存などの研究から、報酬に対して脳が強く反応する人と、報酬に対して脳が弱い反応しかしない人がいることはわかっています。反応が強い人はそうなる遺伝的な要因をもっており、そのため依存にはなりにくいと考えられ、反対に反応の弱い人が遺伝的に依存になりやすいのではないかと推測されています。

# ネット依存の脳が受けるダメージ

## ■ 神経細胞の密度が低下

ネット依存になると、脳の構造そのものに変化が起こるという研究報告があります。アルコール依存や薬物依存が、脳にダメージを与えることはすでに知られていますが、インターネットへの依存でも同じようなダメージを脳に与えることが明らかになったのです。

この研究を行ったのは中国科学院のKai Yuan博士らのチームで、ネット依存の青少年グループの脳を画像診断で調べたところ、ネット依存ではないグループに比べて、神経細胞の密度が低下していることがわかったのです（画像参照）。

それによると、脳のさまざまな部位で神経細胞の脱落が進み、細胞の密度が低下していました。前頭葉の前部皮質、小脳の一部、眼窩前頭皮質、補足運動野などです。

神経細胞の密度の低下は、ネット依存が重症であればあるほど、あるいはネット依存の期間が長くなればなるほど進んでいたということです。

密度が低下した部位がさまざまな場所であることから、おそらく脳全体で密度の低下が起こると考えられます。しかし、なぜその部位がダメージを受けるのか、そのメカニズムはまだわかっていません。

## ■ 神経線維の走行に乱れ

Yuan博士らは同じ研究で、ネット依存者の脳の、大脳皮質下にある「白質」と呼ばれる領域に明らかな異常があることも突き止めました。

脳を肉眼で観察するとき、大脳皮質のような脳の表層部分は灰色に見えるので「灰白質（かいはくしつ）」といい、その内側の白っぽく見える部分は「白質」といって区別します。灰白質には神経細胞本体の細胞体が密集しており、白質には神経細胞の線維部分ばかり集まって走行しているため、白く見えるのです。

白質は、刺激となる信号を神経細胞から

### 脳の神経細胞の密度低下

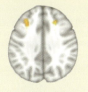 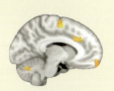 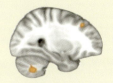 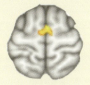

● 前頭葉前部の細胞脱落

● 小脳の一部
● 補足運動野
● 眼窩前頭皮質
● 帯状回前部の細胞脱落

● 小脳の一部
● 前頭葉前部の細胞脱落

● 補足運動野の細胞脱落

ネット依存者の脳では、さまざまな部位で神経細胞の脱落が起こり（画像の黄色い部分）、細胞の密度が低下している。細胞の脱落は、ネット依存の期間が長いほど進んでいることがわかった。
(Yuan K. et al., PLOS ONE. 2011)

神経細胞へと運んでいく電気のコードのような役割をもっています。この部分の神経線維の走行が乱れると、感情処理や注意力、判断力に影響を与えます。

ネット依存の期間が長くなればなるほど、白質に異常が起こり、脳内の情報伝達に障害が出るということになります。

こうした研究はほかにもあり、脳がダメージを受ける度合いは、ネット依存患者の場合もアルコール依存や薬物依存患者と同じくらいだということです。

アルコール依存や薬物依存では「物質」によって直接的に脳がダメージを受けますが、ネット依存では「行為」によって間接的に脳がダメージを受けることがわかったのです。そのメカニズムはまだわからないものの、依存の研究において、これは画期的なことといえます。

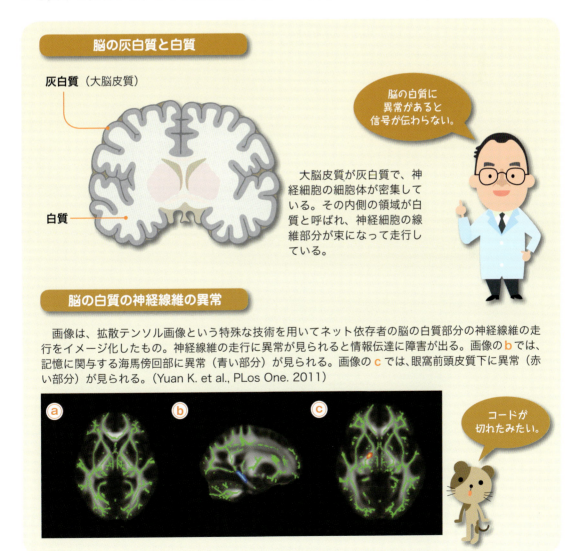

脳の灰白質と白質

灰白質（大脳皮質）
白質

脳の白質に異常があると信号が伝わらない。

大脳皮質が灰白質で、神経細胞の細胞体が密集している。その内側の領域が白質と呼ばれ、神経細胞の線維部分が束になって走行している。

脳の白質の神経線維の異常

画像は、拡散テンソル画像という特殊な技術を用いてネット依存者の脳の白質部分の神経線維の走行をイメージ化したもの。神経線維の走行に異常が見られると情報伝達に障害が出る。画像のbでは、記憶に関与する海馬傍回部に異常（青い部分）が見られる。画像のcでは、眼窩前頭皮質下に異常（赤い部分）が見られる。（Yuan K. et al., PLos One. 2011）

コードが切れたみたい。

# 脳は回復できるか

## ■ 脳研究の常識が変わった？

　ネット依存と脳のダメージの関係は今も研究が続いていますが、では、いったんダメージを受けてしまった脳は回復できるのか、それともできないのでしょうか。

　かつての脳研究では、脳は遺伝子によって描かれた設計図に基づいて形づくられ、できあがった脳の構造（成人）は変わらないと考えられていました。神経細胞が再生することもないとされ、そのため、一度ダメージを受けた脳は、失った機能を取り戻すことが不可能とされていました。

　しかし、近年になり研究が進んだ結果、考え方は変わりました。

## ■ 脳はダメージを回復できる

　脳には可塑性があることがわかっています。可塑性とは、神経細胞の接合部シナプスが変化し、信号のやりとりが強化されたり弱められたり、あるいは神経細胞の突起が伸びて新たなシナプスができたりすることをいいます。この可塑性によって、神経回路網は自在につくり変えられていくことになります。

　また、成人の脳では神経細胞が新しく生まれることはないというのが長い間の常識でしたが、これも違っていました。神経細胞にも神経幹細胞（脳内のすべての細胞に分化する機能を持った細胞）のあることが発見され、成人の脳でも神経細胞が新たに生まれる（新生）ことがわかりました。

　こうした脳の可塑性や神経細胞の新生により、脳の一部がダメージを受けてもほかの部分が失われた機能を代替したり、新しい神経細胞が生まれて機能が回復したりす

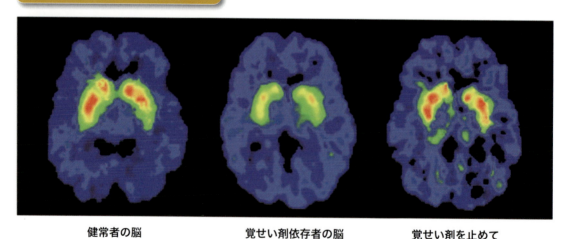

**薬物依存の脳の回復**

健常者の脳　　　覚せい剤依存者の脳　　　覚せい剤を止めて14カ月後の脳

薬物依存者の脳のPET画像。健常者の脳（左）と覚せい剤（アンフェタミン）依存者の脳（中央）を比べると、脳のドーパミン神経細胞が機能低下（萎縮）しているが、覚せい剤服用を止めて14カ月たった同じ依存者の脳（右）ではドーパミン神経細胞の機能が回復している。薬物依存からでも脳の機能は回復できる。
（写真提供：NIDA）

第3章 ● ネット依存の脳で何が起こっているか

**脳の神経ネットワーク**

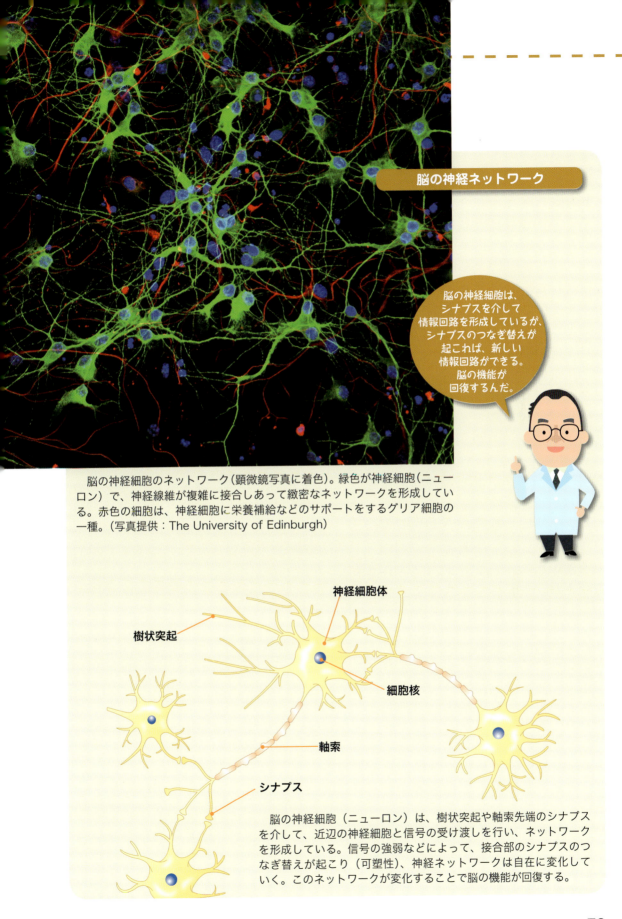

脳の神経細胞は、シナプスを介して情報回路を形成しているが、シナプスのつなぎ替えが起これば、新しい情報回路ができる。脳の機能が回復するんだ。

脳の神経細胞のネットワーク（顕微鏡写真に着色）。緑色が神経細胞（ニューロン）で、神経線維が複雑に接合しあって緻密なネットワークを形成している。赤色の細胞は、神経細胞に栄養補給などのサポートをするグリア細胞の一種。（写真提供：The University of Edinburgh）

脳の神経細胞（ニューロン）は、樹状突起や軸索先端のシナプスを介して、近辺の神経細胞と信号の受け渡しを行い、ネットワークを形成している。信号の強弱などによって、接合部のシナプスのつなぎ替えが起こり（可塑性）、神経ネットワークは自在に変化していく。このネットワークが変化することで脳の機能が回復する。

73

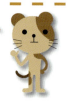

神経幹細胞からは、どんな神経細胞だってできるんだ。

ることがわかりました。

■ ネット依存の脳も回復する

たとえば、脳梗塞などで神経細胞が死滅した場合でも、リハビリテーションをすることによって損傷した脳領域周辺の細胞などが新たに生まれ、神経回路をつくって機能をある程度まで回復させることが明らかになったのです。現在では脳の中でも歯状回、海馬、前頭前野で神経の新生が起こるということがわかっています。

ネット依存の場合は、脳梗塞によるダメージとは異なって損傷の度合いはずっと軽微なものです。そのため、治療を受けてネットの使用を止めると、活動が低下していた部分の活動が戻り、機能が回復する可能性があります。特にまだ発達段階にある子どもの脳は、成人の脳に比べて可塑性が高く、一度あちらこちらの神経細胞が壊れても、補修されて元の状態に戻ることが期待できます。

■ 神経幹細胞と再生医療

成人になると、脳細胞はどんどん死滅して減っていくばかりだというのが、かつての通説でした。また成人の脳では、障害を受けると残った神経細胞の間で失われた機能を代償することはあるが、神経細胞そのものが再生することはないというのも常識でした。

しかし、1990年代末になると、成人の脳でも、少なくとも記憶と学習に重要な役割を果たす海馬においては、日常的に神経細胞が新生しているということが発見されました。

現在では海馬だけではなく、ほかの部位でも神経細胞が生まれていることや、また別の部位では神経幹細胞が存在しているが、分裂をいったん休止しているということも明らかになっています。

神経幹細胞はこれまで胎児の脳に存在することが知られていましたが、成人の脳にもあることがわかり、脳の再生医療について、大きな可能性を示すものとして注目されています。再生医療の対象として現在研究が進められているのは、パーキンソン病、脳梗塞、ハンチントン病などの脳の病気で、一部の研究はすでに臨床応用の段階にあります。

最も研究が進んでいるのはパーキンソン病と脳梗塞です。パーキンソン病の場合、神経幹細胞からより多くのドーパミン神経細胞をつくり出す研究が行われており、その細胞を動物のパーキンソン病モデルの脳内に移植することによって、症状が改善することがわかっています。

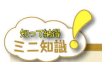

知って納得 ミニ知識

## パーキンソン病とドーパミン

ドーパミンは神経伝達物質として運動神経にも作用します。パーキンソン病は、脳の黒質という部分のドーパミン神経細胞が死んで減少してしまうため、ドーパミンの分泌量が減り、運動神経の働きが障害されてしまう病気です。手のふるえである「振戦」、体の動きが緩慢になる「無動」、筋肉がこわばってしまう「固縮」、「歩行障害」といった特有の運動症状が現れるようになります。

第 **4** 章

# ネット依存を
# 予防するにはどうするか

［個人でできる取り組み］
# ネット依存を予防するために

■ ネットに触れない時間をつくる

　「ネット社会」といわれる現代にあって、まったくネットを使わずに生活するのは現実的ではありません。それだけに、ネット依存に陥らないためにはネットの世界と上手につきあうことが大切です。

　ネット依存にかぎらず、人が依存者になるためには「いつでもできる」という条件が大きく作用します。

　たとえばパチンコ依存の場合、全国どこに行ってもパチンコパーラーが目につきます。パチンコがしたくなれば、いつでもどこでもパチンコができるという環境が整っています。アルコール依存の場合なら、街角に設置されている自動販売機やコンビニでビールや酒を買うことができます。今でこそ喫煙者に対する環境は厳しくなってきましたが、ニコチン依存も容易にタバコが買えるという環境があるから依存しやすくなるといえます。

　ネット環境についていえば、一家に1台というほどパソコンが普及し、スマホの所有率も70％を超えるほどめざましく伸びているなか、誰でも容易にインターネットを利用することが可能になっています。

　こうした環境下にあって、ネット依存にならないようにするには、何よりもまず1日のなかでまったくインターネットを使わない時間をつくることが大切です。たとえ些細なことであっても、自由にネットに触れる機会が用意されている以上は、依存へ

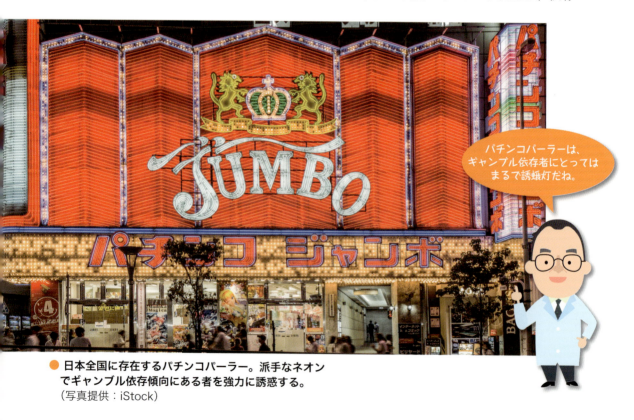

● 日本全国に存在するパチンコパーラー。派手なネオンでギャンブル依存傾向にある者を強力に誘惑する。
（写真提供：iStock）

パチンコパーラーは、ギャンブル依存者にとってはまるで誘蛾灯だね。

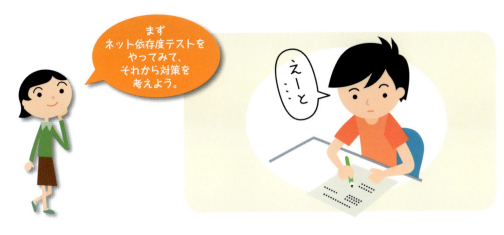

の入口が開いていることを意味します。

ネット依存を予防するためには、一定程度の時間、完全にネットを遮断する環境が必要です。

## ■ 個人でできる予防の取り組み

ネット依存を予防するには、本人を含む家族が協力して対策に取り組むことと、国や地域など社会全体が予防に有効な制度をつくって取り組むことの両方が重要です。社会全体の取り組みについてはあとで詳述しますが、ここからは個人または家族が取り組むべきネット依存の予防法を考えていくことにします。

個人でできる予防のしかたを考えるには、まずは自分がどの程度ネットに依存しているのかを知る必要があります。

本書の巻頭に掲げたネット依存度テスト（DQ → p.9）とゲーム依存度テスト（IGDT-10 → p.11）を実施してみてください。

DQテストで「ネット依存状態」もしくは「ネット依存予備軍」という判定が出た場合や、IGDT-10のテストで「インターネットゲーム障害」という判定が出た場合には、これ以上依存度を高めないためにも、予防もしくは治療の手立てを講じる必要があります。

## ■ ネット時間の減らしかた

まずはネットをしている時間を減らすために、1日のなかで、一定時間、スマホやパソコンにまったく触れない「ノーネット時間」をつくるようにするのです。外出時にはスマホを持ち歩かないようにしたりします。

難しいように思うかもしれませんが、実際にやってみると案外平気なもので、さっぱりした気分になります。

こうして定期的にパソコンやスマホに触れない時間をつくっていくことで、昼夜逆転がなくなり、正常な日常生活を取り戻すことが期待できます。また、乱れていた食生活も三食きちんと食べられるようになり、必要がないときにはスマホの電源を切っておくなど、ネットの使用時間が減るといった効果も見込まれます。

次に、ネットの世界よりもリアルの世界を充実させるように心がけます。人とのつきあいを面倒くさがらず、コミュニケーションを大切にする、会話をするときには相手の目を見て話すといった小さなこともコミュニケーションをとるときには大きな効果をあげます。このことは、発達障害との関連であとでも触れます（→ p.81）。

[個人でできる取り組み]

# ネット利用のルールづくり

## ■ 子どもを主体にルールづくり

　ネット依存にならないようにするには、ネットを使わない時間をつくることが大切だと先に述べました。そのためには一定のルールづくりが不可欠になってきます。

　しかしルールづくりというと、どうしても親がつくったルールを一方的に子どもに押しつける形になりがちです。子どもにとっては押しつけられたものを守れといわれても、なかなか素直に応じたくないという気持ちが働いてしまいます。

　そこで重要なのは、ルールづくりにはできるだけ子どもに主体性をもたせ、彼らの意向を取り入れたものにするということです。

　これは依存の治療でもいえることですが、たとえばオンラインゲームを1日5時間やっている子どもがいるとします。もう少しオンラインの時間を減らそうとするとき、親がルールをつくってしまうと、往々にしていきなりゲーム時間を1時間まで、一気に減らしてしまいます。しかし子どもからすれば、親が一方的に決める1時間というのは、非現実的すぎてしまうのです。とても守れるものではありません。

　そこで子どもにルールをつくらせてみます。すると彼らは4時間にするといいます。1時間しか削りません。しかし、それでもいいのです。たとえわずかでも、自分の意志で時間を削ったのであれば、彼らはそのルールを守ろうとするはずです。そうして約束が守られたのなら褒めてあげましょう。これも大切なことです。

　子どもがネットゲームをしていると、親は怒ってばかりになりがちです。しかし、少しでもできたことは褒める、できなかったらダメを出すというように、親が明確な態度を示すことは、ネット依存の予防・治療にとって非常に重要なことなのです。

## ■ ルールづくりのポイント

　ルールの細かい決めごとをつくる際のポイントを以下に述べます。

### ❶ IT機器は親が貸し与える

　第1に、パソコンやスマホ、タブレット端末は親の名義で購入し、それを子どもに貸し出すという形を明確にします。そして貸し出すにあたっては一定の条件をつけ、ルールに従わなかった場合には返してもらうことにします。また、パソコンを起動するときやネットをつなぐときに必要になるパスワードも、親が管理するようにします。

### ❷ 親子でルールづくり

　第2はすでに述べたことに重なりますが、ルールは親子で一緒に決めるということです。一方的に親が押しつけるのではなく、子どもの意志も尊重しながら決めていきます。ここでも、決めたことを守れなかった場合にどうするか。たとえば1週間はネットを使えないことにする、といったように決めます。

### ❸ 使う場所を決める

　第3に、パソコンやスマホを使う場所を決めます。リビングなど、家族の目が届くところで使うように決めるのです。自室で使っていると、どうしても利用時間が長くなるうえ、何をしているかわからないとこ

## ルールづくりのポイント

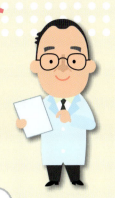

**1** 親の名義で購入し、子どもに貸し出す形にする

**2** ルールは、親子で一緒に決める
（守れなかったときにはどうするかも決める）

**3** 使用場所を決める

**4** 使用時間帯を決める

**5** 使用金額について決める

**6** ルールは書面に残す

**7** 家族もルールを守る

ここがポイントだよ。

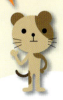

ろがあります。また、充電器も親が預かることにし、充電するときはリビングか親の部屋でするようにします。

❹ 使用時間帯を決める

第4に、ネットにつなぐ時間を具体的に決めます。食事どきやトイレ、風呂に入るときは使用しないなど、使用してはいけない時間帯を決めます。またSNSについては、子どもがどうしても必要だというものだけを許可し、それ以外のものはフィルタリングで利用できないようにすることも相談して決めます。

❺ お金の使い方を決める

第5はお金についてのルールを決めます。ゲーム、アプリのダウンロードや課金限度額について相談します。

久里浜医療センターを受診した患者のなかには、野放図にダウンロードを繰り返した結果、1年半の間に300万円も支払わなければならなくなったケースがあったそうです。特にネット依存になってしまうと、本人にはコントロールできないようになる

ので、限度額を決めておくのは重要です。

同時に、無断でオンラインショッピングやオンライン決済をさせないようにすることも大切です。このため親のほうもクレジットカードの管理をしっかりすることが求められます。

❻ ルールは書面にする

第6は、こうして決めたルールは必ず書面にするということです。ひとつひとつを子どもと確認しながら書き記し、それを冷蔵庫などの目につきやすいところに貼っておくようにします。

❼ ルールは家族で守る

最後になりますが、決めたことは親も守ることが大切です。たとえば家の中でスマホを使わない時間を決めたなら、親も一緒に使わないようにすることです。子どもにはスマホを禁じておいて、その隣で親がSNSをやっていたのでは意味がありません。食事のときはスマホを手にとらないと決めることで、家族が一緒に食事をしたり、団らんの時間をもてるようになります。

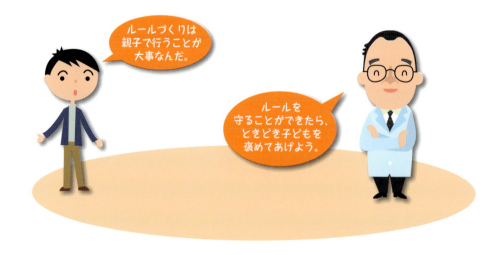

## コラム 発達障害とコミュニケーション

### 感覚過敏など特性を知る

ネット依存になりやすいタイプとして、発達障害の傾向のある人があげられます。

発達障害とは、自閉症スペクトラム障害（ASD）、ADHD（注意欠如・多動性障害）、学習障害を含む広い概念ですが、他人とのコミュニケーションが苦手というタイプは、このうちのASDに入ります。

ASD（Autism Spectrum Disorder）とは難しい言葉のようですが、要は他人と話すのが苦手で、場の「空気が読めない」といわれたり、自分の気持ちを伝えることが不得手だったりする人（子ども）のことです。こうした子どもは、聴覚、視覚、嗅覚、触覚などの感覚が異常に過敏（鈍感なことも）だったりします。そのこともあって、コミュニケーションに障害が出るのです。

通常は、コミュニケーションの方法として、「人の目を見て話すのがよい」といわれますが、発達障害の子どもは、そもそも人と視線を合わせることが苦痛である場合が多いのです。そうした子どもには、「人の目を見て話せ」というべきではありません。隣合わせに座って、ときどき顔を見ながら話すぐらいでよいのです。

また、人の気持ちや感情を読み取ることが苦手なのですから、簡単に意思が伝わると思ってもいけません。根気よく、やさしい言葉で話し合うことが必要です。

「障害」という言葉に惑わされず、その子の特性を前向きに見直そう。

コミュニケーションの目的は、一方的な「説得」ではなく、お互いの「相互理解」にあります。理解し合ったうえで、「合意」が生まれることが大切なのです。

### 「こだわり」も長所と見なす

発達障害の子どもは、人との交流が苦手な反面、物事に対するこだわりが強いため、自分に興味のあることにはとことん熱中します。こうした特徴があるため、ネット依存になりやすいタイプとされています。

実際のデータからも、発達障害とネット依存の重なりの多いことが見てとれます。

物事へのこだわりは、よい方向へ向かうと非常に優れた仕事を成し遂げることがしばしばあります。この「こだわり」を欠点と見ずに、長所と見て対応することも、また大切です。ネット以外に関心のあることが見つかれば、趣味の世界でも学業でも、大きく能力が伸びる可能性を秘めているのです。

ただし、発達障害の診断は難しく、自己診断は避けて、専門の医療施設や自治体の保健センター、子育て支援センター、発達障害支援センターなどに相談することをおすすめします。

［個人でできる取り組み］
# ネットの使用を制限する機能

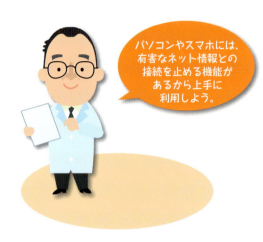

パソコンやスマホには、有害なネット情報との接続を止める機能があるから上手に利用しよう。

パソコンやスマホを子どもに買い与えるときには、購入前に十分に親子で話し合い、ルールを決めるべきですが、子どもが条件つきでそれらを使用するときに、知っておきたい機能があります。フィルタリング、ペアレンタルコントロール、タイマーなどの機能です。

こうした機能を使えば、有害なネット情報との接触やネットの過剰な利用を、自動的・機械的に止められます。

## ■ フィルタリング

フィルタリングとは、ポルノ画像や出会い系、他人の悪口や誹謗中傷など、子どもにとって有害と考えられるような情報があるホームページを閲覧できなくするための仕組みです。ゲームや動画もこれらに含まれる場合があります。本当に必要なサイト以外、オンラインゲームや動画などのサイトには自由にアクセスできないようにすることで、ネット依存に陥るリスクを少なく

することができます。

フィルタリングをパソコンで利用するには、市販のフィルタリングソフトをインストールするか、プロバイダによるサービスを利用するといった方法があります。

スマホや携帯電話で行う場合は、契約時にフィルタリング加入を申し出ます。市販のソフトにはパソコンやタブレット、スマホなど複数の端末に対応できるものもあります。

## ■ ペアレンタルコントロール

ペアレンタルコントロールとは、子どもに悪影響を与える可能性があるサービスやコンテンツについて、親が利用制限をかけられる機能です。子どもが使用する機器の設定画面から、ゲームや必要のないアプリはダウンロードできないように制限することができます。この機能を使うことで、LINEだけは利用できるが、他のアプリの追加は制限するといったように、その子に応じた使い方ができるようになります。

## ■ タイマー

タイマーは、タイマー用のソフトをパソコンやスマホにインストールして使います。機器を使いはじめるとカウントダウンが開始され、タイマーがゼロになるとシャットダウンや再起動を実行します。子どもがこっそりネットを使っていても、1時間経つと強制的に機器の使用を中止させるといった使い方ができるようになります。

パソコンやスマホが便利なタイマーつきになるのです。

**フィルタリング機能一覧**

| | docomo | au | ソフトバンク |
|---|---|---|---|
| 名称 | | | あんしんフィルター |
| Android | ● Webアクセス時(携帯電話会社の回線、Wi-Fi接続)のフィルタリング機能<br><br>● アプリケーション起動制限<br><br>● 新規アプリケーションインストール制限<br><br>● 時間帯制限<br><br>● 電話発着信制限 | ● Webアクセス時(携帯電話会社の回線、Wi-Fi接続)のフィルタリング機能<br><br>● アプリケーション起動制限<br><br>● 新規アプリケーションインストール制限<br><br>● 時間帯制限<br><br>● 電話発着制限 | ● Webアクセス時(携帯電話会社の回線、Wi-Fi接続)のフィルタリング機能<br><br>● アプリケーションの利用制限<br><br>[オプションサービス]<br>● 利用時間管理<br>● 利用状況確認<br>● 位置情報確認 |
| iOS | Webアクセス時(携帯電話会社の回線、Wi-Fi接続)のフィルタリング機能 | Webアクセス時(携帯電話会社の回線、Wi-Fi接続)のフィルタリング機能 | Webアクセス時(携帯電話会社の回線、Wi-Fi接続)のフィルタリング機能 |

各社のサービス名称は、「あんしんフィルター」に統一されました。
(詳しい内容は、携帯事業会社に確認してください)

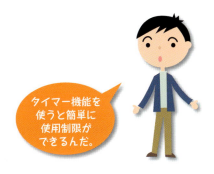

タイマー機能を使うと簡単に使用制限ができるんだ。

[個人でできる取り組み]

# ネット以外に興味の対象を探す

## ■ IT機器の取り上げは有効？

子どもがネット依存になってしまったら、家族はどのように対処すればよいのでしょうか。ここからは予防というより、依存からの引き戻し、さらに治療の領域へと入っていきます。

子どもの行動をある程度、親がコントロールできるのであれば、スマホやWi-Fi機器（電波をキャッチしてネットに接続）を取り上げることは有効な手段です。

その際には、どれくらいの期間、親が預かることにするのか、また返すときの条件はどうするか、返した後にルールを守れなかったときにはどうするか、といったことをよく子どもと相談します。

可能であればスマホから普通の携帯電話に変更することも話し合います。

ただし、ネット依存になってしまった場合、もはや親が子どもをコントロールできないことも往々にしてあります。スマホを取り上げたり、Wi-Fiを切断したりすると暴れてしまい、親が身の危険を感じるということも決して珍しくありません。その場合は無理に取り上げるのは止めて、それ以外の方法を考えたほうがよいでしょう。

## ■ ネット使用時間を再考

ネットの使用時間を制限する取り決めについては守られないことも多く、周囲が諦めてしまっているケースが少なくありません。せっかくの取り決めが破綻してしまうのは、親が一方的に時間を決めているケースが多いようです。

「ルールづくりのポイント」（→ p.78）で触れたとおり、親が一方的に時間を決めるのではなく、本人の意向を取り入れてもう一度使用時間を決めれば、約束を守ろうとする気持ちを引き出せることもあり得ます。そして本人が少しでも時間を減らそうとしたら、これを歓迎し、褒めることで、依存改善へのきっかけになるかもしれません。

## ■ ネットからほかの活動へ

ネットの時間を減らすには、何かほかの活動を積極的に取り入れていくことが重要です。

これは治療にもつながることであり、学校の補習、塾、予備校、アルバイトなど、何でもよいので生活のなかにこれらを組み込んで、ネットをする時間をほかの活動に置き換えていくのです。

そうしながら興味の対象がネット以外に移っていくことがベストです。対象は部活でもいいですし、ガールフレンドやボーイフレンドでもいいのです。ネットよりも大切なものができてくれば、依存から抜け出す道筋が見えてきます。

最も多いきっかけは勉強や進学で、親からではなく、友人や先生から助言してもらうのが有効です。

友人から「お前、勉強しないのか」「大学に行かないのか」と言われると、心配になって自分を見つめ直すきっかけになるのです。塾や予備校へ行きたいと思うようになるかもしれません。

そしてここでも大切なことは、変化の兆しが見えたら、まず褒めることです。

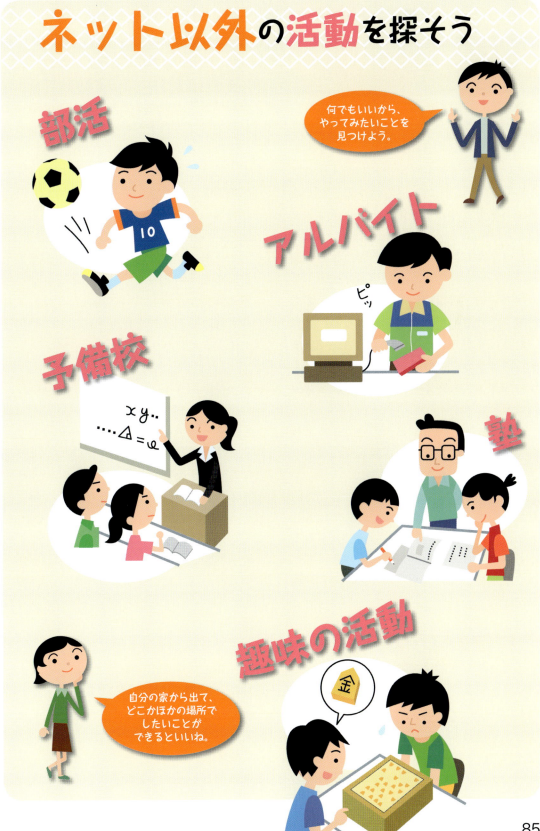

[個人でできる取り組み]

# 子どもの理解者を相談相手に

## ■ 親子の間に第三者を立てる

ネット依存者の家庭は親子間でまともな会話ができないなど、親子関係に問題があるケースが目立ちます。そのため、子どもがオンラインゲームやSNSにのめり込むようになっても、十分に話し合うことができず、事態をどんどん悪化させてしまうことになりがちです。

そういうときには、親子の間に第三者が入って、両者をつなぐ必要があります。その場合の第三者は、親の側に立って子どもを叱りつけるのではなく、子どもの理解者であるほうがスムーズに話し合いができます。医師やカウンセラーなどの治療者や学校の先生、友人あるいは家庭教師などが第三者として考えられます。

お互いが腹を割って思っていることを打ち明け、それを第三者が客観的な立場から判断してアドバイスするのです。

子どもがネット依存になってしまった親たちは、往々にして自分たちのしていることが果たして正しいことなのか、わからなくなっている場合があります。そういうとき、第三者からのアドバイスはしばしば有効に機能します。

## ■ 暴力をふるう場合はどうする?

また、オンラインゲームのなかでも特にシューティングゲーム（射撃ゲーム）に熱中している子どもは、非常に攻撃的になっていることが多いのが特徴です。その場合、親がパソコンやスマホを取り上げたり、Wi-Fiを切ったりすると、例外なく暴言を浴びせたり、暴力をふるうようになります。

そういうときは、子どもが親に手を上げる前に引くということも大切です。道義上からいっても、子どもが親に暴力をふるうことはあってはならないことであり、暴力をふるう子どもに対しては、親であっても信頼関係を築けなくなってしまうからです。この場合にも、第三者を間に立てると、事態をよい方向へ向かわせることができます。

また暴力に対しては、薬物使用が効果を上げることもあります。特にネット依存に発達障害が合併している場合などは、それらに対応した薬物を投与することで効果を上げることがあります。

## ■ 飽きるまでやらせるは逆効果

第三者に相談するのはいいけれども、誰もがネット依存について詳しいわけではありません。精神科医やスクールカウンセラーでも「様子を見ましょう」とか「どうせ飽きるのだからとことんやらせてみては」といった静観の姿勢をとることがあります。

しかし、ネット依存は、本人に任せる態度をとると逆効果になってしまうので注意が必要です。特にオンラインゲームは飽きることがないようにつくられているのが特徴です。

また、万一そのゲームに飽きたとしても、代わりのゲームがいくらでもあります。際限なくゲームをやり続けた結果、ネット依存が慢性化して、ますます治りにくくなってしまいます。

久里浜医療センターで治療を受けている患者をみると、ゲームをはじめて数カ月か

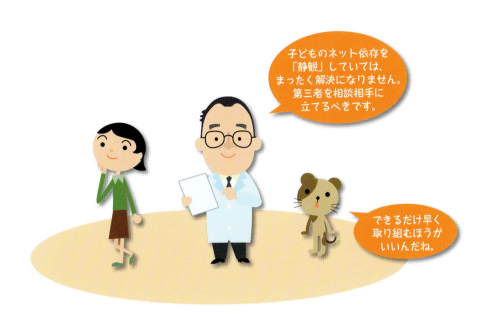

ら2年ぐらいの若い患者よりも、20代30代まで長期間にわたってゲームを続けている患者のほうが明らかに治りにくい傾向にあります。

周囲が、スマホの使い方やWi-Fiの接続を管理しても、なかなかネットの使用時間の短縮に結びつかないのが現実です。「飽きるまでやらせる」は、事態を悪化させるだけです。

### ■ 本人の「気づき」が重要

やはり、本人が何かをきっかけにして「このままではマズイ」ということに気づくことが、回復への最も早い道になります。

本人のなかではネットに依存しながらも、使用時間が長すぎるとか、学校に行けないのはよくないといった葛藤が常にあります。親の前ではそうした気持ちを表に現すことができずに反抗してしまうのですが、友人のちょっとした忠告が、大きなインパクトになって生活を改めるということが少なくありません。

その結果として、さまざまな形で回復の兆しが現れてきます。

ネットの利用は情報検索だけにしてゲームは止めたとか、土日は時間に関係なくゲームを続けるが平日はまったくやらなくなった、ゲームはしているが時間が短くなって日常生活に支障をきたさなくなった、などです。特にネット以外のほかの活動が面白く、忙しくなったのでゲームは一切止めてしまった、ということになれば大成功です。

大人のギャンブル依存やアルコール依存の場合は、長い習慣のために脳と体にガッチリと依存が刻み込まれているので治りにくくなっています。それに比べれば、子どものネット依存は、病気になってからそれほど時間が経っていないこともあり、うまくいけばかなり依存度が高くても案外簡単に治ってしまうということもあります。ただし、子どもだから依存の怖さが理解できず、治療に手間どることもあります。自分の現状を自分で認識し、回復への手がかりをつかむことが大切です。

［個人でできる取り組み］
# 生活行動記録をつける

## ■ 生活を見直すきっかけに

　ゲームに熱中するなど、ネットにはまった生活をしていると、睡眠時間を削ったり食事の時間を満足に取らなかったりするようになります。そうした状態をあらため、徐々にネット利用時間を短くして生活の建て直しをはかるうえで有効なのが、1日の行動を記録する「生活行動記録法」です。

　簡単な日記のようなもので、毎日、何をどれくらいしたのかをノートに書き込んでいくのです。書き込みの量、具体性はケースバイケースですが、基本的な形式として「起床時間」「食事」「入浴」「勉強」「休息」「インターネット（具体的な使用方法も書く）」「就寝時間」といった生活上のイベントを書き出し、そこに簡単な感想を書くようにします。

　たとえば下図のような表を利用します。

　自分の生活の実態を客観的に把握し、よく認識することで、改善のきっかけをつかもうとする「生活行動記録」は、心理学的治療法の「認知行動療法」の基本的手法の1つです。

　このようにして自分の生活を客観的に見ることは、自分がいかにネット漬けの生活を送っているかを知ることになり、「ここはもっとネット時間を減らせるかもしれない」と、前向きに行動を変えていくきっかけにすることができます。

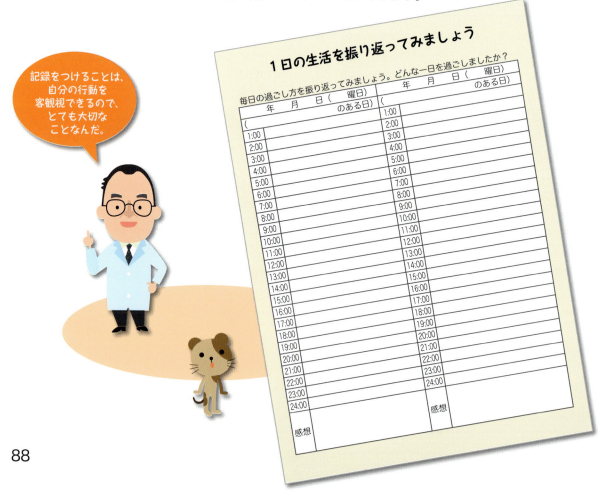

記録をつけることは、自分の行動を客観視できるので、とても大切なことなんだ。

> すべて物事は、その人の見方によってはゆがんで見えるんだね。

## ■ 認知行動療法と認知の「ゆがみ」

　ここで、ネット依存の治療に有効とされる認知行動療法について触れておきましょう。

　ネット依存は、ギャンブル依存と同じ「行動依存」の1つです。ある「行動」に異常に執着しているため、その行動に走らせる思考パターンを正常化させ、依存状態を解消しようとするのが認知行動療法です。

　思考パターンを正常に戻すためにはどうするか、そのとき使われる概念が認知の「ゆがみ」です。認知の「ゆがみ」とは物事に対する認識のしかたが、健全ではなく「ゆがんで」いるとするもので、その「ゆがんだ」認識のしかたの主なものを列挙してみましょう。

- 白か黒か、すべてかゼロかの二者択一的な考え方
- 何でも悲観的に考えるマイナス思考
- 物事を過大評価あるいは過小評価する傾向
- 論理を飛躍させすぎる傾向
- 物事に対し、レッテル貼りする傾向
- 「～すべき」という考え方が強いこと
- 何でも自分のせいとする自己責任化

　などです。

　こうした認識のしかたの「ゆがみ」が、その人の思考パターンを変化させ、異常な行動に走らせるというわけです。ということは、認知の「ゆがみ」を正せば、思考パターンも正常化すると考えられるのです。

　そのためには、まず本人が「ゆがみ」をそれと認識しなくてはなりません。そのために、自分の生活行動を記録して、生活の実態を知ることは、「ゆがみ」に気づくよいきっかけとなるのです。

## ■ 「依存」を異常な状態と知る

　ネット依存になった人では、そうなった原因や理由はさまざまでも、共通するのは思考パターンの偏りです。ネットへの依存状態を異常な状態と認識できなくなっているといえます。特に子どもの場合、そもそも依存状態を悪いとは思っていないことが多いのです。

　認知行動療法が依存に有効とされるのは、そうした思考のゆがみを治すことができると期待されているからです。

　これはもちろん家族だけではできません。医師や臨床心理士など、治療者の介入が必要ですが、こうした治療の試みはやってみる価値は大いにあります。ネット依存の数少ない治療施設の1つ、久里浜医療センターのネット依存外来でも、認知行動療法は用いられています。

　まず、「依存」を健全な社会生活からかけ離れた異常な状態と知ること、そして、そこから抜け出すために、さまざまな刺激（スポーツだったり仲間との会話だったり）によって認知の「ゆがみ」を直し、自分の思考パターンを変えていくことに挑戦してみましょう。

89

［社会全体での取り組み］
# ネット依存を防ぐ仕組みとは

■ 社会的な対応が遅れている日本

　ネット依存を予防するためには、個人や家庭で取り組むだけでなく、社会全体での取り組みも必要です。

　しかし、お隣の韓国と違って日本ではネット依存の対策が遅れているのが現状です。「ネット依存」という病気に対する関心も高いとはいえません。これまでIT技術の進歩と使用の拡大ばかりが優先されてきた一方で、ネット依存という負の側面への対応がすっかり遅れてしまっているのです。

　第一に、ネット使用に対する規制が何もないことがあげられます。すでに「青少年ネット規制法」という法律がありますが、これは18歳未満の青少年を有害コンテンツから保護することを目的としたもので、ネットの過剰利用を念頭に置いたものではありません。

　ネット依存者の増加を食い止めるには、せめて若者をターゲットにした一定の規制がほしいところです。

　第二に、オンラインゲームなどのコンテンツを提供する側への規制がないことも問題です。スマホが高機能化し、パソコンと変わらないレベルにまでなってくると、その分、ゲームの中身も高度になって依存する可能性が増大します。スマホの使用時間もますます増えていきます。

　また、マーケティングの規制もまったくないので、テレビをつければゲームのCMが絶え間なく流れている状態が続いています。しかも、ゲームは人気の高いアニメと連携しているものが多く、アニメを見ている子どもたちが、容易にゲームへと誘導されてしまいます。アニメファンの子どもは非常に多いので、ここにもある程度の規制があってもよいのではないでしょうか。

● 戦争ゲームやシューティングゲームなどは、ゲームプレイヤーを攻撃的にしてしまう傾向がある。
（写真提供：Inside Gaming Daily Machinima）

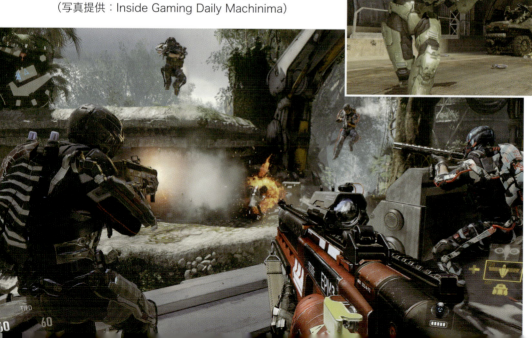

## ■ 韓国のネット規制の試み

一方、ネット依存が社会問題にまでなっている韓国はどうでしょうか。

すでに紹介したように、韓国では2011年に「青少年保護法」が改正・施行されて、16歳未満の若者には深夜時間帯の0時～6時までのゲーム利用が禁止され、規制時間になると強制的にネットをシャットダウン（接続をしゃ断）するという「強制的シャットダウン制度」が実施されています。0時になるとシンデレラのようにゲームができなくなることから「シンデレラ法」とも呼ばれる制度です。

世界に先駆けて施行されたこの制度は素晴らしいものですが、最近ではゲーム業界からの反発があり、この法律をなくそうとする動きがあるようです。

その一方ではこの規制をスマホまで広げようとする動きもあり、これからの成り行きが注目されます。

## ■ 韓国の国家的取り組みの流れ

ここで、韓国におけるネット依存に対する国家的取り組みをおさらいしてみましょう。

韓国では、1999年「文化産業振興基本法」が制定され、国としてゲーム産業を育成するようになりました。しかし、2年後にはネットゲームへの依存が問題になり、ネットアディクション（依存）・カウンセリングセンターが開設されます。2002年には何度も例に取り上げたPC房における死亡事件が起こります。

これを受けて韓国のMinistry of Gender Equality & Family（女性家族部）が中心になって対策に乗り出します。2005年以降、保健福祉機関、医療機関、教育機関が連携

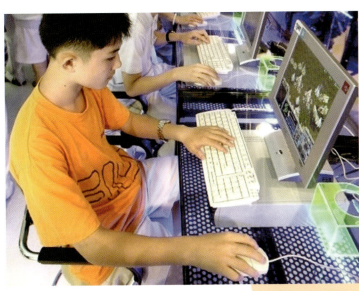

● 韓国のネットカフェ「PC房」で、オンラインゲームで対決して遊ぶ少年たち。「シンデレラ法」の導入で、深夜12時を過ぎると少年たちのネット接続はしゃ断される。
（写真提供：KIM JAE-HWAN/AFP/Getty Images）

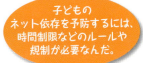

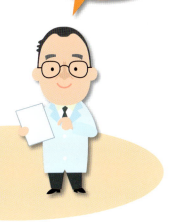

して、ネット依存に対する予防、治療対策がはじまります。2007年には、ネット依存の青少年を対象とする11泊12日の治療キャンプ「レスキュースクール」も実施され、治療効果をあげています。

そして、2011年に16歳未満の青少年対象の「強制的シャットダウン制度」が制定されます。しかし、ゲーム業界の反発を受けて、2014年、同制度が改正され、親（保護者）が望む場合は、例外としてシャットダウンを解除できるという緩和策が導入されました。

2012年には「選択的シャットダウン制度」が制定されています。これは18歳未満を対象に、両親が要請する時間帯にゲーム利用をしゃ断するというもの。ただし、この制度は現在、ほとんど利用されていないようです。

## 韓国におけるネット依存に対する国家的対策の推移

| 年 | 対策 |
|---|---|
| 1999 | ゲーム産業を育成する「ゲーム産業振興院」を設立 |
| 2001 | ネットアディクション・カウンセリングセンターの開設 |
| 2002 | 光州にて86時間連続のネットゲームのプレイによる死亡事件 |
| 2004 | 韓国・女性家族部が実態把握の取り組み開始 |
| 2005 | ネット依存による相次ぐ死亡事件など深刻な社会問題となる（2005年10名の死亡者） |
| 2005 | National Youth Commission がネット依存対策の政策の立案開始 |
| 2005 | 韓国青少年教育院と National Youth Commission と児童精神科を中心に各大学が重複障害への治療指針を出す |
| 2006 | 韓国児童精神科学会が心理士やケースワーカーのためのワークショップを開催 |
| 2006 | ネット依存治療の病院認定 |
| 2006 | Youth Counseling Center（YCC）の職員研修を実施 |
| 2006 | PC房（インターネットカフェ）の深夜の未成年者の出入り禁止遵守条項を発令 |
| 2007 | YCCと指定病院が連携して相談・治療を開始 |
| 2007 | ネット依存の青少年のための治療キャンプ「レスキュースクール」を開始 |
| 2009 | 政府による全国調査1回目を実施。小学4年生60万人が対象 |
| 2010 | 全国調査2回目。小学4年生60万人、中学1年生60万人が対象 |
| 2011 | 全国調査3回目。小学4年生60万人、中学1年生60万人、高校1年生60万人が対象 |
| 2011 | 16歳未満の青少年対象に「強制的シャットダウン制度」を制定 |
| 2012 | 18歳未満を対象に「選択的シャットダウン制度」を制定 |
| 2014 | 16歳未満の「強制的シャットダウン制度」を改正 |

（久里浜医療センターの資料に加筆して作成）

### ■ 小中学生対象の試みも

韓国では子どもがネット依存になる危険を早くから察知して、2009年から2011年にかけて、小学生、中学生、高校生を対象にネット依存の危険度を調べる全国調査を行っています。

2011年の調査によると、小学4年生ではネット依存の高危険群が1.64％、調査人数約55万人のなかの約9000人が該当しました。潜在危険群は2.74％存在していました。中学1年生では、高危険群が1.26％、調査人数約62万人中の約7800人が該当し、潜在危険群は3.63％に達しました。

高危険群とは、インターネット使用により日常生活においてすでに深刻な障害があり、耐性および禁断症状が現れているというもの。学業にも困難が生じています。

潜在危険群とは、高危険群よりも軽微ではあるが、日常生活に障害が見られ、インターネット使用時間が増え、ネットに執着するようになっているというもの。学業に困難が生じることもあります。

調査の目的は、重度の依存状態にある児童の早期発見と相談や治療の介入でした。そのため、調査用紙は原則として実名で記入がなされ、調査で問題ありとされた児童の親をカウンセラーが訪問し、児童の治療やカウンセリングの承諾をもらうことになっていました。ただ、実際に承諾がもらえたのは、半数ほどだったそうです。

韓国では、このように子どものネット依存に対して、国として取り組んでいます。医療機関のほうから積極的に依存者にアプローチしているのです。できれば日本でもこうした対策がとれれば、重度になる前の早期の段階でネット依存を減らすことができるかもしれません。

また、施行日は未定ながら小中学生を対象にした「クーリングオフ制度」の導入も検討されています。ゲームをして2時間以上たつか、1日に4時間以上ゲームをするとネットがしゃ断されるというものです。

こうした制度が施行されているのは韓国だけというのが現状ですが、今後は日本を含め、世界の国々がこれに追随していくことが期待されます。

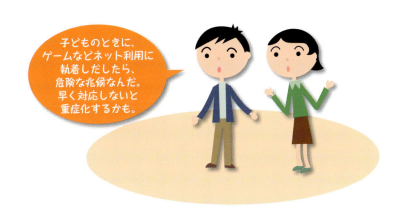

[自治体・学校の取り組み]

# 自治体のネット依存予防の試み

## ■ 刈谷市の規制プログラム

ネット依存への対応が全般に遅れている日本のなかで、積極的に対策に取り組んでいる自治体や学校もあります。そのなかで、最も先進的な取り組みとして注目を集めているのが愛知県刈谷市が行っているプログラムです。

同市では、市教委や学校、警察などがつくる「児童生徒愛護会」の主導のもとに、すべての小中学校が保護者と連携して2014年4月から携帯電話やスマホの規制に乗り出しました。

対象になるのは6歳〜15歳の児童生徒で、必要のない携帯電話やスマホは子どもにもたせない、契約時にはフィルタリングサービスを利用、午後9時以降は子どもの携帯電話・スマホを保護者が預かるという

3つの方策を保護者に呼びかけたのです。

呼びかけをはじめて1カ月後、同市の雁が音中学校の生徒850人に行った調査では、49%が制限の呼びかけに賛成と答え、反対の10%を大きく上回る結果が出ました。1年後の調査では賛成44%に対して反対が16%と、やや後退する結果となりましたが、「LINEでやりとりするなか、いじめへの恐怖感などから、自分だけが抜けるとは言い出せなかったけれど、ルールを理由にして止めやすくなった」「新しいルールを決めたことで勉強に集中できるようになった」など、ルールに肯定的な声が見られました。

保護者からも、「学校がルールを決めてくれたほうが子どもに守れと言いやすい」などの意見が多く、1年後の保護者への調査では、90%以上がルールづくりに賛成という結果が出ています。

### スマホ使用ルールを宣言している全国の自治体

| 都道府県 | 市町村 | 対象 | 規制内容 | 開始年月日 |
|---|---|---|---|---|
| 愛知県 | 刈谷市 | 小中学生 | 21時以降利用禁止 | 2014年4月 |
| 福岡県 | 春日市 | 中学生 | 22時以降利用禁止 | 2014年7月 |
| 石川県 | | 小中学生 | 所持禁止 | 2009年2月 |
| 鳥取県 | 米子市 | 小中学生 | 所持禁止 | 2014年1月 |
| 宮城県 | 仙台市 | 中学生 | 1日1時間以内 | 2014年4月 |
| 兵庫県 | 多可町 | 小中学生 | 21時以降SNS＆メール禁止 | 2014年7月 |
| 山口県 | 下関市 | 小中学生 | 小学生21時以降、中学生22時以降保護者預かり | 2014年9月 |
| 静岡県 | | 小中学生 | スマホ使用ルールの宣言書配布 | 2017年2月 |
| 岡山県 | | 小中学生 | スマホもゲームも夜9時まで | 2014年11月 |
| 香川県 | | 小中学生 | 夜9時まで | 2015年4月 |
| 福岡県 | 福岡市 | 市立小中学校 | 午後10時以降の使用制限 | 2014年 |

## ■ 東京都の「SNS東京ルール」

東京都では、2015年に都教育委員会によって、児童生徒がいじめなどのトラブルや犯罪に巻き込まれないようにするとともに、学習への悪影響を防ぐ目的で「SNS東京ルール」が策定されました。

### SNS東京ルール
❶ 1日の利用時間と終了時刻を決めて使う
❷ 自宅でスマホを使わない日をつくる
❸ 必ずフィルタリングをつけて使う
❹ 自分や他者の個人情報を載せないようにする
❺ 送信前には、相手の気持ちを考えて読み直す

以上の5項目を提案し、これを踏まえて全公立学校で「SNS学校ルール」「SNS家庭ルール」を定めることを促しました。その後の調査は今のところ行われていませんが、学校や家庭でルールを定めることによって携帯電話やスマホ、パソコンの適切な使い方や問題のある利用について共通の意識をもてるようになることは重要です。

都教育委員会が行った調査では、ネットの利用時間に関するルールを決めている高校生は9.7％でしたが、そのうちルールを守っている高校生は58.8％という結果が出ています。このことからもルールづくりには一定の効果があるということができるでしょう。

東京都が発行した小中高生向けのSNSの使い方ガイド「東京ノート」

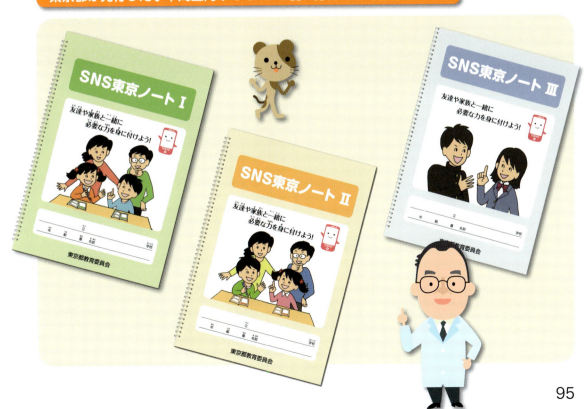

[自治体・学校の取り組み]

# 岡山県のスマホ対策

## ■ スマホ制限キャンペーン

　愛知県刈谷市に続く同様の取り組みは、その後、福岡市、仙台市でも行われています。また、岡山県では全県をあげて小中学生を対象にしたスマホ制限を実施（2014年11月）しました。

　「スマホ9時まで」キャンペーンと銘打ったこの運動では、午後9時以降は保護者がスマホを預かる、ゲームも午後9時までとする、学校でスマホなどについて考える場を設ける、の3つのガイドラインを提案し、県教育委員会がPTAなどと連携して、スマホやゲームの夜間使用制限を打ち出しています。

　ガイドラインの背景にあるのは、学力低下問題、不登校問題、いじめ問題とネット依存が密接に関わっているのではないかという懸念です。

　2014年度全国学力・学習状況調査を岡山県教育委員会が分析したところ、スマホなどの所持率は小中学校ともに全国平均よりも低かったものの、スマホを1日2時間以上使うと回答した中学3年生の割合は38.9％で、全国平均（35.4％）を上回っていました。その一方で、家庭で学校の授業を復習していると答えた生徒は39.8％で、全国平均の50.4％よりも低く、スマホを使う時間が、家庭での学習時間に影響していると考えられたのです。

　また2016年4月には「スマホ・ネット問題総合対策の推進」事業を開始。スマホや携帯電話の所有率が年々上がり、かつ低年齢化しているなかで、利用者の半数以上がネット依存やいじめなど、何らかのトラブルに遭遇しているという事実に対して総合的な対策を講じようというのが狙いです。情報リテラシーの向上や児童生徒による主体的な活動、保護者に対する啓発、教職員

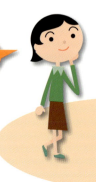

スマホの使用は
夜9時までとしたのが
ポイントね。

の指導力向上などを柱にして事業を展開し、学校と家庭・地域が連携して子どもを守る体制をつくり上げようとしています。

岡山県精神科医療センターが対応し、既存の精神科診療を組み合わせながら患者を支援しています。同センターではネット依存家族教室を開いており、ネット依存に対する家族の対応のしかたなどの啓蒙にも努めています。

## ■ 医療機関の対応

さらに医療の面では、依存症外来をもつ

### 岡山県におけるネット依存の現状

| 学年 | 調査（県・国・韓国） | ヤング博士のネット依存度テスト | |
| --- | --- | --- | --- |
| | | 依存傾向・中 | 依存傾向・高 |
| 小学生 | 岡山県 2015 年 | 12.9（%） | 0.7（%） |
| | 総務省 2013 年 | 16.4 | 2.3 |
| | 韓国 2011 年（小 4） | 2.7 | 1.6 |
| 中学生 | 岡山県 2015 年 | 32.3 | 2.9 |
| | 総務省 2013 年 | 35.7 | 7.6 |
| | 愛媛県 2014 年 | 21.7 | 2.0 |
| | 韓国 2011 年（中 1） | 3.6 | 1.3 |
| 高校生 | 岡山県 2015 年 | 43.0 | 2.8 |
| | 総務省 2013 年 | 50.1 | 9.2 |
| | 韓国 2011 年（高 1） | 4.5 | 1.0 |

＊ヤング博士のテストで、40 ～ 69 点が「依存傾向・中」、70 ～ 100 点が「依存傾向・高」
（岡山県教育庁の 2015 年調査結果による）

### 岡山県精神科医療センター 「外来通院患者調査」

岡山県精神科医療センターでは、県と連携して、ネット依存症の予防と治療に精力的に取り組んでいる。特にASD や ADHD の傾向がある子どものネット依存の改善に尽力。必要に応じて 4 日間程度の教育入院も実施している。

| 学年 | 調査（県・国・韓国） | ヤング博士のネット依存度テスト | |
| --- | --- | --- | --- |
| | | 依存傾向・中 | 依存傾向・高 |
| 中学生 | 岡山県 2015 年 | 32.3（%） | 2.9（%） |
| | 総務省 2013 年 | 35.7 | 7.6 |
| | 愛媛県 2014 年 | 21.7 | 2.0 |
| | 韓国 2011 年（中 1） | 3.6 | 1.3 |
| 中学生 | 岡山県精神科医療センター（ASD、ADHD 児の 2015 年調査） | 45.1 | 12.8 |

ASD：Autism Spectrum Disorder ( 自閉症スペクトラム障害 )
ADHD：Attention Deficit Hyperactivity Disorder （注意欠如・多動性障害）

［自治体・学校の取り組み］
# 中高生の「スマホサミット」

## ■ 中高生がネット対策を討議

　大阪、兵庫、岡山など、西日本の地域で行われているのが「スマホサミット」です。スマホが急速に普及し、ネットトラブルが相次ぐなかで、子ども自身に解決法を探ってもらうことを目標に始められたもので、兵庫県立大学の竹内和雄准教授らが主導しているものです。

　各地域でスマホの問題に関心をもった中高生たちが自分たちでアンケート調査を行ってさまざまな問題点をあぶり出すことから始まり、「サミット」で各校の代表が徹底的に討議をして対応策を「宣言」としてまとめて発表しています。大人たちはサポートに徹し、あくまでも生徒たちが主体となっている点に特色があります。

　たとえば2015年に大阪府で行われた「OSAKAスマホサミット」では、中高生たちがスマホのよいところ、悪いところを出し合い、その結果をもとに自分たちでアンケート内容を考えました。

　アンケートは大阪府下の2万人に実施されました。結果は大人が分析してデータ化し、それを基にして再び生徒たちが対策を話し合いました。このとき、生徒たち自身が「これではダメだ、何か対策をする必要がある」という考えを共有するのが大切で、その結果のなかから独自の啓発教材が作成されて全員の前で発表されました。

　また岡山県で開催されたサミットでは、「桃太郎アラーム」というスマホ用のユニークな啓発アプリが作成されるまでに至ったケースもあります。

　いずれの場合も、大人が一般論的な対策を押しつけるのでなく、子どもたちが主体的に考えることによって、より実効性のある対策が生まれた例です。このような活動が全国的に広がっていけば、ネット依存の予防効果はさらにあがると思われます。

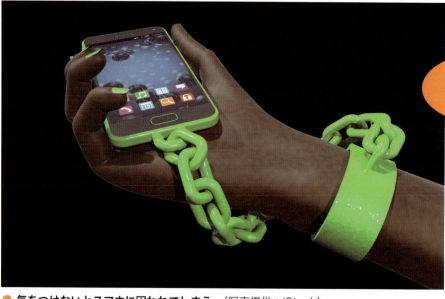
● 気をつけないとスマホに囚われてしまう。（写真提供：iStock）

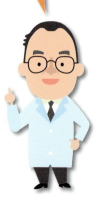
自分たちでネット依存に立ち向かうことが大切なんだ。

第 **5** 章

# ネット依存の
# 治療

久里浜医療センター　ネット依存外来の治療

# 初診からの治療の流れ

## ■ 受診のしかた

　ここでは久里浜医療センターで行われているネット依存の治療について紹介します。本センターでの受診は、完全予約制になっています。

　まず、センターのホームページなどを見た患者さんまたはその家族が受診の予約をとります。

　予約の電話をしてくるのはほとんどの場合、患者さん本人ではなくその家族です。

　そして、実際に本人を連れて来院するのは60％ほどです。家族だけが来院する場合には、インテーク（面談）およびその後に続く診察でさらに詳しい状況をうかがってから、今後の対応について相談することになります。

　またその際には、センターが運営している患者の家族同士の集まり「ネット依存家族会」（→p.128参照）を紹介します。

## ■ 初診でのポイント

　患者さん本人が来院できた場合には、医師による問診の後、検査が行われます。問診では家族構成のほか、これまでの歩みやインターネットとのつきあい方などを聞き、患者さんにとってどのような問題が生じているか、その全体像を把握できるように質問をしていきます。

　しかし、本人が来院したとしても治療に協力的なことは稀です。ほとんどが家族に無理やり連れてこられたという思いから「ふてくされた」状態で「自分には問題がない」「インターネットとは適当にうまくつきあっている」と主張します。それでも大半は、質問を重ねていくうちに少しずつ話してくれるようになってきます。

　医師として重視するのは、1回の診察ですべてを知ろうとすることではなく、ある程度まで話を聞き、また来院してくれるような関係をつくることです。

**久里浜医療センター**
- ネット依存外来開設　2011年7月
- 完全予約制
- 受診受付　月曜日〜金曜日
　　　　　　8:30〜15:00
　　　　　　TEL.046-848-1550
- 受診日　　毎週火曜日と金曜日
　　　　　　8:30〜12:00

（独）国立病院機構　久里浜医療センター
〒239-0841　神奈川県横須賀市野比5-3-1

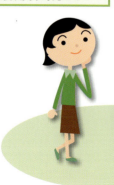

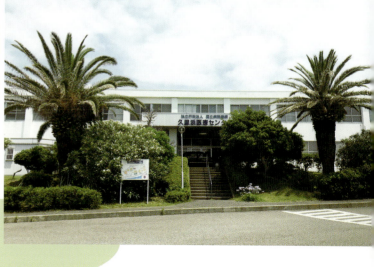

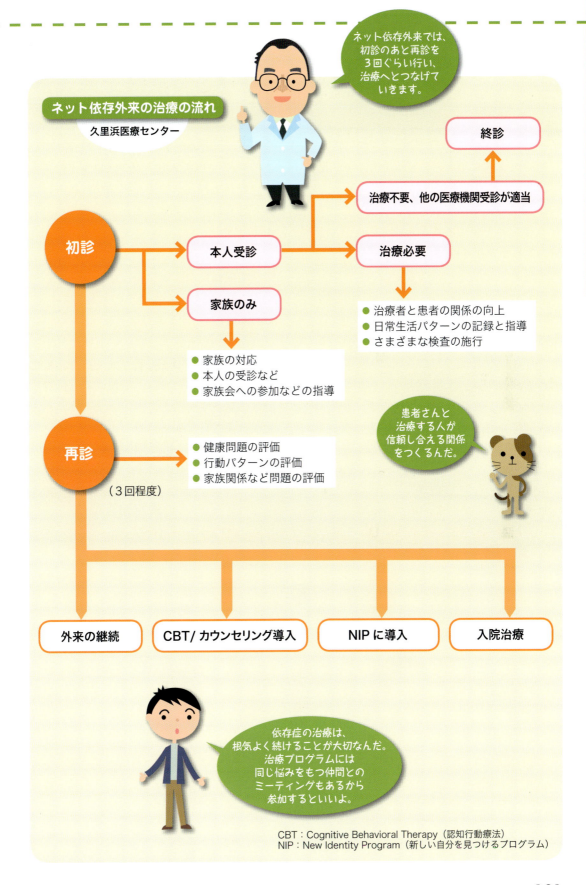

久里浜医療センター　ネット依存外来の治療
# 検査によって本人が状態を理解

### ■ 検査結果から健康状態を理解

　初めのうちは患者さん本人が依存の問題を認めないので、治療はまず患者さんとの信頼関係を築くことからはじめなくてはなりません。受診することが決まると、初診時からさまざまな検査が行われます。

#### 血液検査

　血液検査は、血液の状態から健康状態を知る大切な検査です。

　たとえばHbA1c（ヘモグロビンエーワンシー）という長期にわたる血糖値の状態を調べる検査では、正常値より低い値が出ることがあり、食事を満足に摂らずにゲームを続けていたために栄養失調のような状態になっていることがわかります。

　一方、ほとんど体を動かさずに食べているために、中性脂肪値の高いメタボリック症候群のような不健康な肥満状態になっている場合もあります。また、長時間座ったままでゲームをしているため、血液が血栓のできやすい状態になっていて、エコノミークラス症候群（肺血栓塞栓症）を発症しそうな状態であるとわかることもあります。

#### 骨密度検査

　まだ10代の子どもでも骨密度が低下してしまっている場合もあります。骨密度低下のリスクを測るには、足首にある踵骨(しょうこつ)の硬さを見ますが、ある一定の割合でネット依存の子どもたちの踵骨は柔らかいことが

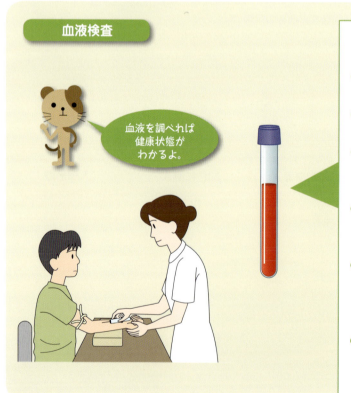

**血液検査**

血液を調べれば健康状態がわかるよ。

**主な検査項目**

- ヘモグロビン（Hb）：基準値より低いと貧血が疑われる。
- 赤血球数：基準値より低いと貧血が疑われる。
- 空腹時血糖値：基準値60〜110mg/dL。60以下だと栄養不足の低血糖状態が疑われる。
- ヘモグロビンA1c（HbA1c）：基準値4.8〜6.4％。低値だと貧血や栄養不足、6.5％以上では糖尿病。
- 中性脂肪値：基準値30〜150mg/dL。基準値以上だと、炭水化物中心の偏食と運動不足が原因と考えられる。
- 血清アルブミン：タンパク質の濃度をみるもので、基準値より低いと栄養不良が疑われる。基準値は4.0g/dL以上。

わかります。

### ■ 検査を通して信頼関係を築く

こうした検査の結果が示す数値は、ネット依存について否認している患者さんに対して説得力をもつデータとなります。

患者さんは、家族からの聞き取りを根拠にしていきなり問題を追及されると、心を閉ざしてしまいます。これまでさんざん家族や周囲の人から指摘され、非難されてきたことをあらためて医師から言われても素直になれないのです。しかし、検査データを示しながら健康問題について話すことには、耳をかたむけてくれます。

「血液検査の結果、栄養不足の状態になっていることがわかりました。食事を改善しましょう」

「骨密度の検査によると、君の骨はとても脆くなっているようだ。何とかしなくちゃいけないよね」

このような指摘を本人が受け入れたなら、話題を少しずつネットの使い方に向けていきます。

初めのうちは医師を警戒していた患者さんも、検査を受けて健康問題を話題にしていくことで次第に心を開き、医師の話に向き合ってくれるようになるのです。こうしてコミュニケーションを深め、信頼関係を築くことによって初めてあとの治療につなげていくことができるのです。

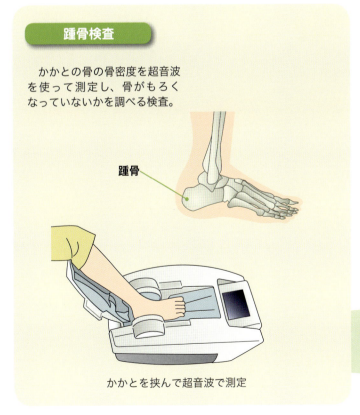

**踵骨検査**

かかとの骨の骨密度を超音波を使って測定し、骨がもろくなっていないかを調べる検査。

踵骨

かかとを挟んで超音波で測定

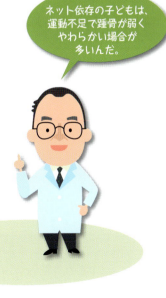

ネット依存の子どもは、運動不足で踵骨が弱くやわらかい場合が多いんだ。

## ■ 身体機能と心の検査

ネット依存外来では、初診時および再診時にも身体機能と心の検査をします。

### 肺機能検査

肺機能検査では、大きく吸った息を1秒間にどれくらい吐き出せるかを見る「1秒率」という検査をします。一度に吐き出した量が肺活量全体のうちのどれぐらいの割合(%)を占めるかを見るのです(加齢によって低下)。運動不足のネット依存の子どもの肺機能は、往々にして30代から40代の能力しかないことが明らかになります。

### 視力検査

視力検査をしてみると、多くの患者さんが仮性近視になっていることがわかります。長時間ディスプレイを見つめていることが原因であることをうかがわせます。

### 運動機能検査

運動機能検査では、敏捷性をみる反復横跳びや柔軟性をみる前屈、持久力を調べるエアロバイクなどを実施します。それらの結果はやはり、同年齢の子どもに比べると非常に低い数値となって現れるケースがほとんどです。

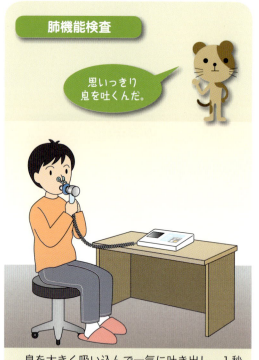

息を大きく吸い込んで一気に吐き出し、1秒間でどれだけの空気を吐き出せるかを調べる。鼻をクリップで止めると息を吐き出しやすい。ネット依存の子どもは肺機能が低下していることが多い。

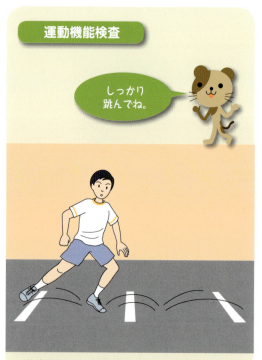

体力測定で、敏捷性をみる反復横跳びや持久力を調べるエアロバイクも行う。ネット依存の子どもは、運動不足から持久力も低く、反復横跳びの評価点も同年齢の平均値よりかなり低い。

### 脳機能検査（MRI、脳波）

再診は通常、3回程度行われます。再診時にはMRIや脳波の検査、重複障害を調べるための検査も行われます。

脳の検査から大きな異常が見つかることは稀ですが、海外の論文ではネット依存患者さんの脳に、さまざまな部位の萎縮や白質という部分の神経線維の走行に乱れが見られるという指摘をするものが見られます。ネット依存が脳に与える影響については、第3章（→p.60〜）を参照してください。

### 心理学検査

身体の検査とは別に、臨床心理士による心の検査も行われます。患者さん本人の性格傾向や発達障害の有無など、さまざまな心の問題について調べるために、詳細な質問票（十数種類）を使って回答してもらいます。同じような質問票は患者さんの家族や担当の医師のものもあり、それぞれの立場から見た患者さんの状況を数値化して評価します。そして、その評価をもとに次の段階の治療へとつなげていきます。

この検査は、むしろ体の検査より重要で、患者さんをより正確に理解することや、患者・治療者関係の構築に役立っています。

**脳機能検査**

脳の障害を調べるために、脳のMRI画像検査や、脳波測定を行う。第3章で述べたように、脳の機能に異常がみられることもある。

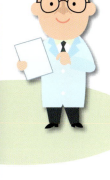

ネット依存が重症だった場合、脳の画像検査で、健常者と違う脳の機能異常が見つかることもあるんだ。

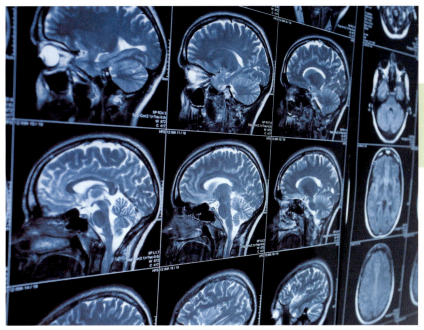

脳のMRI画像。脳の組織を縦断面でも水平断面でも映し出せるので、さまざまな部位の障害を発見しやすい。
（写真提供：iStock）

久里浜医療センター　ネット依存外来の治療

# ネットから引き離すアプローチ

## ■ 治療法の4つの形態

　治療のしかたには4つの形態があります。

　1つ目は、そのまま外来での治療を続けるというもの。

　2つ目は個人カウンセリングを30分ないし1時間程度行いながら、認知行動療法などの治療をしていくというもの。もちろん、カウンセリングだけではなく、同時に医師による診療も行います。

　そして3つ目は、久里浜医療センターが独自に取り組んでいるNIP（New Identity Program）への参加です（→p.112）。これは「新しい自分を見つけていこう」という思いを込めたプログラムで、いわゆるデイケアのような活動に参加することで、ネット依存から脱しようという試みです。

　最後の4つ目は入院治療。健康面の問題などを総合的に判断し、本人の了解のもとに入院しながら治療をしていくというものです。

## ■ 本人の「気づき」を促す

　診察と検査を繰り返していく過程で、患者さんと医師や心理士との間に信頼関係ができ、ある程度の意思の疎通がとれるようになっていきます。医師はその時点で、患者さんに対し「今のままではいけないと思いますか？」という問いかけをします。

　当然ながら、患者さんの心の中にはネットを使い続けることに対する不安があります。「ネットの時間を減らさないとマズいな」「このままでは自分はダメになってしまうのではないか」という思いにアプローチされ

## 治療法の4つの形態

### 1　外来治療の継続

比較的軽症の場合。外来でのカウンセリングや、依存から抜け出すためのアドバイスを受ける。

### 2　カウンセリングや認知行動療法の適用

認知のゆがみを治して、物事にうまく対応できるようにする心理療法「認知行動療法」を受ける（→p.109）。

### 3　NIP（New Identity Program）への参加

久里浜医療センター独自のプログラムNIPでは、運動やゲームをしたり、患者同士のミーティングをしたりして、治療を援助する（→p.112）。

### 4　入院治療

病棟に入院して、ネットを完全しゃ断して治療を行う（→p.116）。

ると、今までその問題に気づきながら認めることができなかった心の壁が崩れ、患者さんはようやく肯定的な反応を見せてくれます。

「このままではダメだ」「よくない」ということに患者さんが気づく。そのタイミングを逃さずに働きかけることから、ほんとうの意味での治療がはじまります。

## ■ ネット時間の短縮へ

最初に取り組むのは、ネットの使用時間を短縮し、ほかのものに目を向けてもらうことです。この発想は他の依存治療と共通したものです。

たとえば、アルコール依存の場合にはお酒を断つことが大原則になります。同様に、薬物依存の場合には断薬が大原則です。依存の原因となっているものから患者を引き離してゼロにするのです。

ネット依存の場合も考え方は同じです。しかし、インターネットはあまりにも生活のなかに入り込んでいるために、完全にゼロにするのは困難です。たとえオンラインゲームをする時間をゼロにすることができたとしても、日常のメールのやり取り、大学生ならば授業の課題作成のためのネットサーフィン、社会人ならば業務上のパソコン使用をまったくゼロにすることはできません。

その点でよく似ているのが摂食障害の治療です。なかでも、たくさん食べては吐くという過食による摂食障害の場合、生きていくためには食べるのを禁止するわけにはいきません。といって、摂食障害は食べものに対する依存の一種であり、自分の意志で過食を止めることも難しく、そのなかで治療を進めても、症状は緩やかにしか改善していきません。

ネット依存も、インターネットなしの生活をするのは難しい一方で、ネットの使用を自分ではコントロールできないという状態が現れます。両者のバランスをいかに調整していくか、そのさじ加減は容易ではありません。オンラインゲームに依存しているのか、それとも SNS なのか、その他のサービスなのか、その対象によってネットの使用時間の調整は変わってきます。治療の目標を立てるには、患者さん一人ひとりの背景を適切に把握し、それぞれに寄り添うかたちで対応していく姿勢が大切です。

治療を続けるうちに、患者本人が自分の生活の「異常性」に気づくと、ネット時間の短縮につながる。

久里浜医療センター　ネット依存外来の治療
# カウンセリングによる治療

## ■ 1日の行動を見直す

　ネット依存の治療をするとき、単にネットをする時間を減らすようにするだけでは、よい結果を得ることはできません。依存には、「すぐにもとの状態に戻ってしまう」という特質があるからです。

　大切なことは、ネットをしなくなった時間をより健康的な活動に置き換えていくことができるかどうかです。治療者との間に信頼関係が生まれたうえで、患者さんがネット以外の世界に興味を持つようになってくれれば、オンラインの時間を減らすことは比較的容易です。

　久里浜医療センターでは、まず第4章で紹介した「生活行動記録法」（→p.88）で1日の行動を記録したものを持参してもらい、医師とともにその内容を確認しながらカウンセリングを行います。

　自分の状態を客観的に見つめ、ネット依存についての理解を深めることができれば、回復が早く再発の可能性も低くなると考えているからです。

## ■ 認知のゆがみを治す

　さらにセンターでは記録法と並行して、認知行動療法を治療に取り入れています。認知行動療法とは、偏ってしまっている物事の受け取り方や考え方についてバランスを取り戻し、ストレスに対して上手に対応できる心の状態をつくることを目指す心理療法です。

　うつ病や不安障害（パニック障害、社交不安障害、心的外傷後ストレス障害、強迫性障害など）、不眠症、摂食障害、統合失調症などの多くの精神疾患に効果があることが実証され、広く用いられています。

　強いストレスを受けていたり、うつ状態に陥っているときなど、特別な状況にあると私たちは普段通りに物事をとらえたり考えたりすることができなくなります。これが認知にゆがみが生じている状態です。抑うつ感や不安感が強まってしまうために物事に対処できなくなり、さらに認知のゆがみが大きくなってしまいます。

　この認知のゆがみを治療することで、直面している問題に対処できるように手助けするのが、認知行動療法の目的です。

　たとえば「ネット以外に楽しいと感じるものがない」「ブログが気になって、何度も見ずにいられない」「ネットをしていないと不安で具合が悪くなる」といった思い込みやネットに対する過大評価、ネットを止めることへの恐れなどが認知のゆがみであり、これらを修正していくのが治療となります。

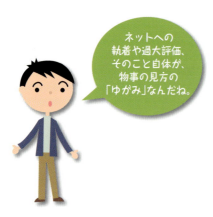

ネットへの執着や過大評価、そのこと自体が、物事の見方の「ゆがみ」なんだね。

## 認知行動療法のステップ

認知行動療法では、まず自分自身で変えていかなければならない物事の受け止め方や考え方、行動を認知することからはじめます。

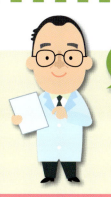

具体的な認知行動療法で行われるステップを以下に紹介します。

**ステップ1**

患者さんの人となりを理解したうえで、悩みや問題点、強みや長所を洗い出して治療方針を立てます。それを患者さんと共有しながら面接を進めます。
この段階で、患者さんが自覚しているネット依存の症状としては次のようなものがあります。

- ネットをしていないときでも、ネットのことばかり考えている
- ネット以外に楽しいことはない
- ネットがないと、暇で暇でしょうがない
- 週末になると、「これでゆっくり休める」ではなく、「これで心置きなくネットができる」と思ってしまう
- もうネット上ですることがないのに、ついネットを開いてしまう
- 家族にネットのことを言われると、イライラする
- ネットをしていると、食事をする時間ももったいないと思う
- 現実の異性に興味が持てない

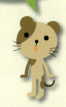

自覚の程度も調べるんだね。

**ステップ2**

以上のような自覚症状について、行動的技法を使って生活のリズムをつけていきます。具体的には、毎日の生活を振り返って無理のないかたちで「日常的に行う決まった活動」、「優先的に行う必要のある行動」、「楽しめる活動ややりがいのある活動」に優先順位をつけていくように提案します。
オンラインゲームへの依存であれば、ゲームから離れ、ほかの何かに打ち込むような流れにできれば効果的です。
また、一定の身体活動や運動を用いて自信やコントロール感覚を取り戻し、他人と関わる体験をもてるようにすることや、問題解決技法を使って症状に影響していると考えられる問題を解決していくなど、適応力を高めていきます。

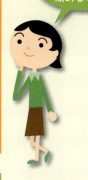

具体的な活動をとおして適応力を高めるのね。

**ステップ3**

患者さんがとらわれている自動思考（何らかのストレスがあったときに、不快な感情とともにパッと頭に浮かんでくる考えやイメージのこと）に焦点を当てて、面接のなかでその根拠と反証を検証します。偏りを修正し、認知のゆがみを取っていきます。その際、5年後、10年後の将来、自分がどうなっているのかを想像してもらうといったアプローチも効果的です。治療者の質問によって、今まで考えなかったことについて焦点を当てていき、患者さんが変わっていくケースもあります。

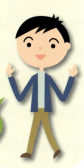

「認知のゆがみ」を取りのぞいていくんだね。

109

# 久里浜医療センター　ネット依存外来の治療
# グループディスカッション

## ■ 患者同士の話し合い

認知行動療法の一環として、患者さん数人でグループをつくり、ディスカッションをしてもらう方法もあります。自分と同じネット依存に悩む人たちと話し合うことで、ネットとは何か、自分にとってどういうものかを再確認するのが狙いです。

話し合いのなかで、自分が多くのことを犠牲にしてきたことに気づき、抱えている問題の大きさを各人に実感してもらうようにします。

小グループのディスカッションでは、治療者が司会進行役となり、ネットのよい点、悪い点について語ってもらいます。

よい点については次々に出てきますが、一方で悪い点についてはなかなかあがってきません。これはネットそのものを悪いとは自覚していない、あるいは自覚していてもその自覚を否定しているためです。

### ネットのよい点

- 楽しい、おもしろい
- 最高の娯楽でストレス解消になる
- ネット上に友だちができた
- コミュニケーションがとれる
- ネットなら自分を出すことができる
- ゲームのなかで万能感が得られた
- ネット上の人たちはやさしい

> よい点はネット上の仮想現実の世界のことばかりなんだ。

### ネットの悪い点

- 体力がなくなった
- 時間が取られた
- バイト代を全部ゲームにつぎ込んだ
- 食生活が乱れた
- 学校に行かなくなった
- 睡眠不足になった

> 悪い点は現実世界で起こることばかりなのね。

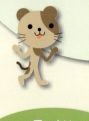
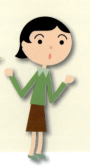
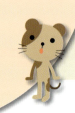

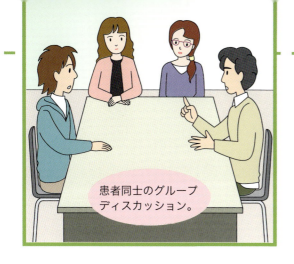
患者同士のグループディスカッション。

次第に個々が感じている後悔や、現在抱えている困ったことが出てきます。これは他人の言うことを聞くうちに「そういうこともあるな」と自身の生活、経験を掘り下げていくからです。

ある程度、意見が出そろったところで司会役の治療者がよい点に共通していること、悪い点に共通していることを問いかけます。

よい点に共通しているのは、ネット上でのバーチャルな（仮想の）出来事です。そして悪い点で共通しているのは、すべてリアルな世界で起きていることなのです。ネットが原因で、現実の生活に問題が生じているのです。

ここに至って、参加者はネット依存には見過ごせない問題があることを理解し、お互いの考えを述べるようになっていきます。同じ依存に悩む人間同士だからこそ、述べ合う意見には納得できる点も多く、認知の修正を図る手始めとして、小グループでのディスカッションは一定の効果を発揮しています。

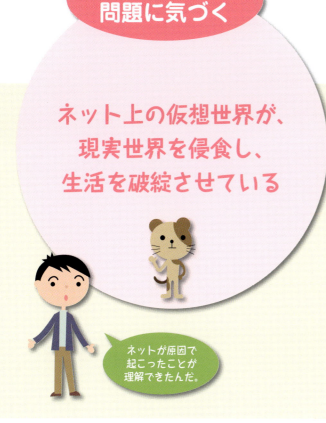

**ネット依存の問題に気づく**

ネット上の仮想世界が、現実世界を侵食し、生活を破綻させている

ネットが原因で起こったことが理解できたんだ。

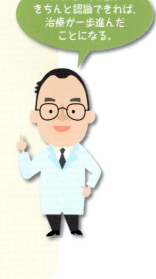

実生活の問題がきちんと認識できれば、治療が一歩進んだことになる。

## 久里浜医療センター　ネット依存外来の治療

# 独自の活動 NIP の試み

### ■ 体力づくりを狙う

　ネット依存の治療として、久里浜医療センターが独自に取り組んでいるのが NIP（New Identity Program：新しい自分を見つけるプログラム）という活動です。毎週月曜日と水曜日に開催するもので、オンライン上ではないリアルの世界で、自分の本来あるべき姿や新たな可能性を見つけるための最初のステップにしてほしいとの願いからはじめられました。

● 昼夜逆転の生活が長引いて生活リズムを取り戻しにくい
● リアルの世界で楽しいことや得意なことが見つからない
● リアルの人間関係が苦手
● 時間をもてあまして、なんとなくネットの時間が延びてしまっている
● 社会に出て行く自信がもてない

　このような仲間の参加を望んでいます。プログラムの内容は次のようなものです。

❶ バドミントンや卓球などの運動、美術、インターネットや機械を使わず、みんなで行うゲーム
❷ ネット依存をさまざまな角度から話し合う小ミーティングとグループランチ
❸ 臨床心理士による集団認知行動療法および SST（対人関係に関する訓練）

　どのメニューを行うかは、日によって変わってきます。グループランチと小グループミーティングまでは同一で、午後は集団認知行動療法（月曜）と集団 SST（水曜）に分かれます。通常は朝 9 時半からはじまり、午前中はスポーツを行います。その狙いは体力づくりです。ネット依存の患者さんは、みな若く、ネットを中心とした日常生活を送っている限り、体力が落ちていることを感じる機会がなかなかありません。しかし、バドミントンやバレーボール、卓球などのスポーツプログラムで身体を動かしてみると、いかに自分の身体が弱っているかがすぐにわかります。

### ■ 昼食会で会話する

　もともと NIP は週に 1 回でもいいからネットから離れる時間をつくろうという、どちらかといえば消極的な理由からはじめたものでした。ネット依存患者が集まって、身体を動かしたり散策をしたり、あるいは子どもたち同士で話をさせようということからはじまったのです。子どもたち同士が話し合うというのは、認知行動療法のグループディスカッションに近い治療的な試みでもありました。実際、この試みを通して状態が改善した患者さんも少なくありません。

　昼食は病院が出す給食を、みんなで用意をしたテーブルに医師を含め、ほかのスタッフも加わって一緒に食べます。そして食事をしながら、最近の自分の状況をそれぞれに話してもらうのです。みんながリラックスして語る姿からは、普段の診療時には見ることができない行動パターンを知ることができて、治療を進めるうえで大きなプラスになります。

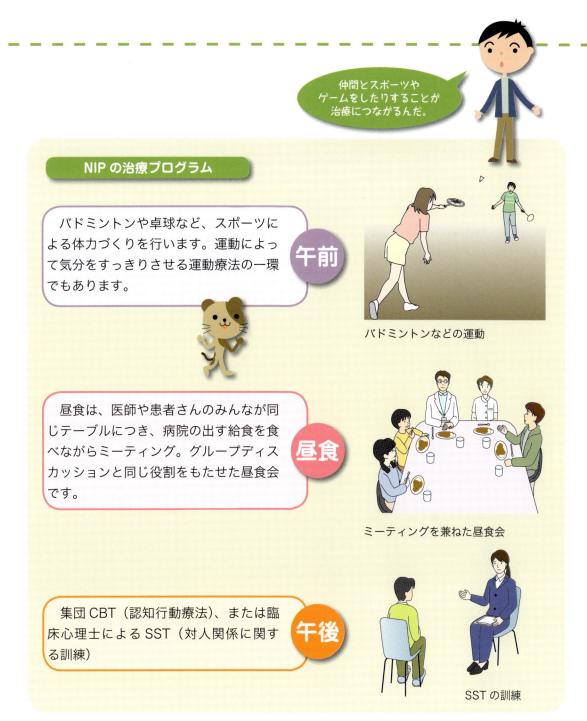

NIPの治療プログラム

仲間とスポーツやゲームをしたりすることが治療につながるんだ。

**午前**
バドミントンや卓球など、スポーツによる体力づくりを行います。運動によって気分をすっきりさせる運動療法の一環でもあります。

バドミントンなどの運動

**昼食**
昼食は、医師や患者さんのみんなが同じテーブルにつき、病院の出す給食を食べながらミーティング。グループディスカッションと同じ役割をもたせた昼食会です。

ミーティングを兼ねた昼食会

**午後**
集団CBT（認知行動療法）、または臨床心理士によるSST（対人関係に関する訓練）

SSTの訓練

「最近はゲームの時間が減ってきた」とか、「アルバイトをするようになった」といった話題もあれば、「今は4時間くらいゲームをやっている」と言ったときにまわりから「それはゲームのやり過ぎだよ」と言われたりします。

こうした会話をすること自体が、患者さんにとってはコミュニケーションスキルを取り戻す場になります。ネットのやり過ぎで低下するのは体力だけではありません。状況に合わせて会話を運ぶ能力や相手の感情を読み取る能力といったコミュニケー

ション能力も低下しているのです。

## ■ 午後は集団認知行動療法

午後は絵を描いたり、焼き物や革細工を
つくったり、創作系の作業を行うこともあ
ればトランプやチェス、将棋、人生ゲーム
などのボードゲームを楽しむこともありま
す。みんなが話し合う場に認知行動療法的
な効果があるとすれば、午前中に行うスポー
ツは運動療法、午後に行う創作系の作業は
作業療法的な効果が期待できるといえます。
またデジタルではないアナログなボード
ゲームでの対戦は、人と人とのリアルなや
り取りから得られるものがあります。

こうしたプログラムをすべて終了するの
は午後3時過ぎです。患者さんたちは約6
時間、ネット環境から離れて過ごすことに
なります。

NIPで重要なのは、第一にネットから離
れた環境で一定の時間を過ごすことであり、
第二に運動療法や作業療法に取り組みなが
ら身体を動かす爽快感を思い出すことであ
り、第三に他人とのコミュニケーションス
キルを磨いていくことです。

患者さんはそれまで、ネットというバー
チャルな世界で生きていたために、現実の
社会を体験することが少なく、人とコミュ
ニケーションする能力が身についていない

**臨床心理士によるSST（Social Skill Training）**

お芝居をするつもりでやれば、
それが訓練になるんだね。

久里浜医療センターが行っているSSTは、対人関係の訓練として、「挨拶の
しかた」や「面接」「会食」「接客」などの場面を設定して、患者さんにロール
プレイをしてもらうもの。臨床心理士が相手役を演じる。訓練中の患者さん以
外のほかの患者さんはプレイを観察し、あとで意見や感想を述べたりする。

場合が少なくありません。NIP では、まずネットの時間を減らすことを目標に治療をはじめますが、それも最終的には社会に出て生きて行くためです。

## ■ 現実社会に適応させる SST

患者さんが社会に出て行けない理由の1つに、自己否定感が強くなっていることがあります。彼らには実生活のなかでコミュニケーションに失敗した経験があり、そのためネットに逃げ込んだという経緯があります。

しかし一方では、長時間ネットを使っているのはよくないと感じています。それが自己評価を下げて、再びネットに逃げ込む

> NIP や
> それに含まれる SST も、
> 久里浜医療センターの
> 独自の試みだけど、
> 高い効果をあげている。
> 社会と健全な関係を
> 築くために、
> ぜひ参加してほしい。

という悪循環に陥り、ますます自己否定感を強めてしまっているのです。

この循環を、「ネットに逃げ込まない」→「ネットの使用時間を減らせた」→「やればできる」→「自己評価が上がる」→「ネット以外のことをする」→「人と向き合う」→「ネットを減らせた」という明るい循環に変えていく必要があります。

そこで NIP のなかで行っているのが臨床心理士による SST（Social Skill Training：ソーシャル・スキル・トレーニング）です。SST では、相手にふさわしい挨拶のしかたからはじまり、状況に合わせてどのような話をすればいいのか、自分の言動がどう受け止められるか、相手がどう感じているかなどを実践的にトレーニングしていきます。「面接」「会食」「接客」といった場面や状況を設定し、向き合って座った参加者が他のメンバーの前で受け答えのロールプレイを行っていくのです。

ロールプレイが終わると、状況に合わせて話せたか、どういうふうに考えて話していたか、表情や仕草から相手の気持ちを読み取ることはできたかといった点を自己評価します。

同時に、話をした相手からロールプレイを通じて感じたことを話してもらい、やり取りを見ていたメンバーからも意見や感想を述べてもらいます。

いくらネットから離れることができても、一人で閉じこもっていたのでは意味がありません。リアルな社会で自分を取り戻していくために、SST は重要な役割を果たしているのです。

115

# 久里浜医療センター　入院治療
# 入院して治療する

## ■ 入院するケースとは

久里浜医療センターでは、数は少ないですが入院治療を行っています。

入院するのは、本人がどうしてもインターネットから離れられない場合、家族との関係が悪く本人を家族から離したほうがよい場合、インターネットがらみの問題行動（窃盗やネットカフェの無銭利用など）がある場合など、ネットの過剰利用にともなう問題が明確に見られるケースです。

あるいは、診察時の血液検査で栄養障害が明らかな場合、昼夜逆転がひどく通院での改善が見込めない場合、部屋に閉じこもってまったく外に出ようとしない場合など、本人の健康状態や日常生活に顕著な異常が出ているケースです。

入院するのは基本的に任意入院といって、本人の同意が得られる場合に限ります。入院期間は原則2カ月。これ以上短いと患者さんの状態が元に戻ってしまう可能性が高くなります。また、2カ月よりも長いと学校の就学上の問題が出てくることから、経験的に決められた期間です。

## ■ ネットを完全しゃ断

入院中はネットの使用は禁止です。パソ

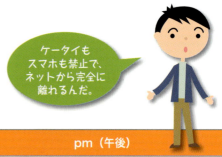

ケータイもスマホも禁止で、ネットから完全に離れるんだ。

### ネット依存の入院治療プログラム

| 曜日 | am（午前） | pm（午後） |
|---|---|---|
| 月曜日 | 9：00～11：30<br>NIP（スポーツ） | 12：00～15：00<br>NIP（グループミーティング／ゲーム／芸術療法） |
| 火曜日 | 10：00～11：30<br>作業療法 | 15：00～16：00<br>レクチャー |
| 水曜日 | 9：00～11：30<br>NIP（スポーツ） | 12：00～15：00<br>NIP（グループミーティング／ゲーム／芸術療法） |
| 木曜日 | 10：00～11：30<br>作業療法　運動 | 15：00～16：00<br>レクチャー |
| 金曜日 | 10：00～11：30<br>精神科デイケア　スポーツ | |
| 土曜日 | 外泊訓練 | |
| 日曜日 | 外泊訓練 | |

上記に加えて、医師や臨床心理士による個人カウンセリングがある。入院中に、本人、家族、治療スタッフの話し合いを何回かもち、退院後のネットとのつきあい方を明確に決める作業を行う。

コンはもちろんのこと、携帯電話やスマホもいっさい持ち込み禁止で、病院が預かることになっています。

入院後の治療は、まずは昼夜逆転の生活リズムを元に戻すことを目指します。はじめの1～2週間、患者さんは無気力になったり不機嫌だったりしますが、これはインターネットの禁断症状が現れたもの。患者さんは次第に元気になり、考え方も健全になってきます。

状態が落ち着いてきたところで、「依存」という病気に関する教育を受けてもらい、認知行動療法やカウンセリング、NIPのプログラムに参加してもらいます。

NIPのなかでも運動療法は非常に重要で、体力の回復、生活リズムの改善に役立つので毎日行います。

また、入院中に本人、家族、治療スタッフで話し合いを何回かもち、退院後のネットの使い方についてどうするかを具体的に決める作業も行います。ここで決めたことを目標に、入院中の治療を進めていきます。

## ■ 投薬は慎重に行う

投薬治療については慎重に対応します。ネット依存の治療薬は存在しないということもありますが、治療は基本的に、ネット利用時間の制限、記録法、認知行動療法など、薬に頼らないものを第一と考えています。

ただし、重複障害として注意欠如・多動性障害（ADHD）による暴力が認められる場合、社交不安障害、うつ病などの症状が認められる場合には、適切な薬を処方して症状の軽減を図ります。

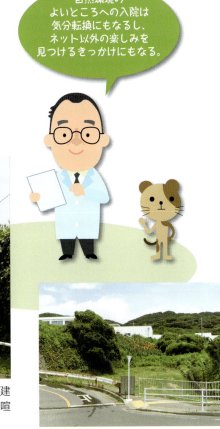

自然環境のよいところへの入院は気分転換にもなるし、ネット以外の楽しみを見つけるきっかけにもなる。

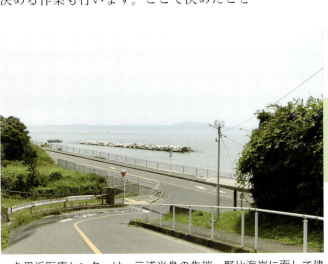

久里浜医療センターは、三浦半島の先端、野比海岸に面して建ち、病院の前には海が広がり、自然環境に恵まれている。街の喧騒からも離れていて、依存の入院治療に適している。

久里浜医療センター　ネット依存治療キャンプ

# 治療キャンプの内容と効果

## ■ ネット環境のない共同生活

　2014年と15年に、久里浜医療センターは国立青少年教育振興機構と連携して、ネット依存の青少年を対象にした8泊9日の体験活動プログラム「セルフディスカバリーキャンプ」を実施しました。これは韓国で行われている「レスキュースクール」を参考に、日本版レスキュースクールの事業として行われたものです（右図は2015年の2回目のプログラム）。以後、毎年実行されています。

　2014年に参加したのは中学1年生から大学1年生までの男子10名。ネット環境がまったくないなかで、朝6時に起床し、夜10時には就寝するという規則正しい生活を送ります（御殿場の国立中央青少年交流の家に宿泊）。日中は富士山トレッキングや野外炊事、アスレチックなどの体験活動プログラムに、認知行動療法やカウンセリングといった依存症治療アプローチを組み合わ

### 1. セルフディスカバリーメインキャンプ（2015）

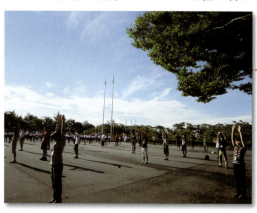

野外活動の多い合宿は、ネットより楽しいことがあると実感できるよ。

118

# 第5章 ● ネット依存の治療

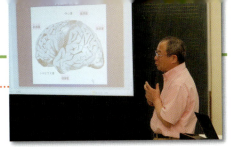
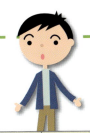

図中の色つきの部分は、久里浜医療センターが担当したプログラム

| 11:00 | 12:00 | 13:00 | 14:00 | 15:00 | 16:00 | 17:00 | 18:00 | 19:00 | 20:00 | 21:00 | 22:00 |
|---|---|---|---|---|---|---|---|---|---|---|---|
| | | 受付 | はじめの会 オリエンテーション 施設見学 | | 休憩 | 仲間づくりの活動・アイスブレイク | 夕食 | 入浴 | 認知行動療法 | 選択等・個人の時間 | 日誌記入 | |
| | | | 家族会 | | | | | | | | | |
| 昼食を作ろう（台から作る流しそうめん） | | | 交流の家 ぐるりんハイク | | カウンセリング | | 夕食 | 入浴 | 認知行動療法 | 日誌記入 | | |
| わき水を汲みに行こう | | | フリータイム | | | 野外炊事（カレー） | | | 入浴 | 個人の時間 | | |
| | フリータイム | | 昼食 | | オリジナル料理をつくろう 食材調達 夕食調理 | | | ワークショップ（ネットとの関わり） | 認知行動療法 | 入浴 | 日誌記入 | 整理整頓・一日のまとめ等 | 消灯 | 就寝 |
| 面談 | | | | | | | | | | | | |
| あかぎアドベンチャープログラム | | | | | ネット依存学習（講義） | | 夕食 | 入浴 | 認知行動療法 | 個人時間 | 日誌記入 | |
| キャンプの休日 ―フリータイム― | | | カウンセリング | | | 夕べのつどい | 夕食 | 入浴 | 認知行動療法 | 日誌記入 個人時間 | | |
| トレッキング（地蔵岳） | | | | お切り込みうどんをつくろう | | | | 入浴 | 認知行動療法 | 日誌記入 個人時間 | | |
| 創作活動（フォトフレーム作り） | | 昼食 | 休憩 | キャンプまとめ①（各自） | | 夕べのつどい | 野外炊事（バーベキュー） | | キャンプまとめ②（発表） | 入浴 | 日誌記入 | |
| カウンセリング | | | | | | | | | | | | |
| 炊事込みうどん） | 親子で昼食 | 終わりの会 | | | | | | | | | | |

119

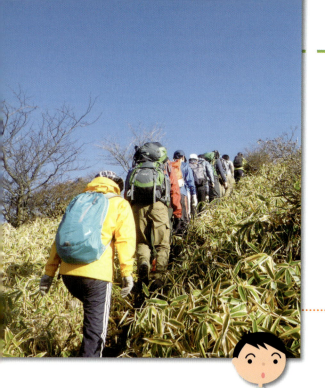

## 2. フォローアップキャンプ（2015）

| | | | 6:00 | 7:00 | 8:00 | 9:00 | 10:0 |
|---|---|---|---|---|---|---|---|
| 1日目 | 11月1日 | 日 | | | | | |
| 2日目 | 11月2日 | 月 | 起床 | 朝のつどい | 朝食・活動準備 | 認知行動療法 | |
| 3日目 | 11月3日 | 火 | 登山　交流の家〜鍋割山〜姫百合駐車場　5：00 起床　6：00 出発 | | | | |

二度目のキャンプで、早朝から登山は結構キツイけど、体力がついているかな。

---

せた日課をこなします。

　9日間のプログラムが終了した後には、その直後と3カ月後に活動の評価を行いました。

　それによると、キャンプ終了後は1日あたりのネット利用時間、1週間の総利用時間ともに減少。これは3カ月後に行った評価で明らかになったもので、キャンプの効果が継続して現れているものと見ることができます。

　また、自分でもやればできる、問題解決が可能だという感覚や意識、これを「自己効力感」といいますが、この意識が高まったという結果も出ています。一般に、依存症ではこの自己効力感が低下していることが多く、依存が深まると社会や周囲との間に摩擦が起き、関係破綻が進んでいきます。依存がもとで生じる社会的孤立は、依存をさらに強め「やればできる」という意識を弱めてしまいます。

　キャンプでの体験活動プログラムを通じて「困難に思えたことも達成できた」「実現不可能に思えたことも、アプローチを工夫することで解決できた」という達成体験をもてたこと。さらに、さまざまなレクチャーや認知行動療法などの治療的アプローチが相乗効果となって、意識を変えることができたと思われます。キャンプという非日常体験のなかで参加者、スタッフが緊密な一体感を形成したことも効果を高めた要因といえるかもしれません。

　2014年のキャンプは、参加者が10名と

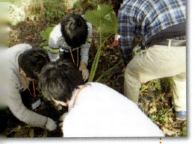

3カ月後の二度目のキャンプでは、生活に変化があったかどうかも話し合うんだ。

| 11:00 | 12:00 | 13:00 | 14:00 | 15:00 | 16:00 | 17:00 | 18:00 | 19:00 | 20:00 | 21:00 | 22:00 |
|---|---|---|---|---|---|---|---|---|---|---|---|
| | 受付 | はじめの会 | カウンセリング | | | 野外炊事 | | | 入浴 | 就寝準備・個人の時間 | 消灯 |
| | | | 野外炊事準備 | | | | | | | | 就寝 |
| | | 家族会 | | | | | | | | | |
| 昼食&休憩 | | ウォーミングアップ 交流の家鍋割山登山口 | | ゲーム大会 | | 夕食 | たき火 | 入浴 | 就寝準備・個人の時間 | 消灯 | |
| 昼食 | 終わりの会 | | | | | | | | | | |

運動や遊びの合間にレクチャーもしっかりやるからね。

少ないため、統計的な根拠としては十分とはいえません。さらに例数を増やして検証していく必要があるでしょう。

また参加者の多くは、キャンプ終了後もゲームやネットサービスの利用を続けているので、改善したのはあくまで「やればできる」という意識でした。これを不登校の改善やゲームアカウントの削除といった実際の行動改善につなげていくには、継続的な支援と治療が必要です。

■ ネットをする時間が減少

セルフディスカバリーキャンプは、2014年以後、毎年1回行われています。2回目のキャンプは、2015年8月に実施されました。

参加したのは13歳から19歳までの男子12名で、国立赤城青少年交流の家（群馬県前橋市）が会場となりました。8泊9日のキャンププログラムの内容は2014年のキャンプと同様、屋外活動と野外炊事などの体験活動プログラムに認知行動療法やカウンセリングを組み合わせたものです。また、キャンプから3カ月後の11月には2泊3日のフォローアップキャンプが行われ、11名が参加しています。

キャンプの最初と最後、フォローアップキャンプの最初と最後に対面調査と質問紙調査が行われました。その結果によると、インターネットやゲームの使用時間について、1週間当たりの平均使用時間はキャンプ前が57.4時間（1日平均8.2時間）だっ

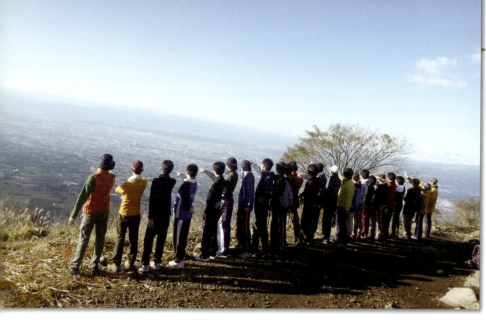

2015年のフォローアップキャンプで行われた鍋割山の登山で、山頂に立ち、達成感を味わう参加者たち。この達成感が大切。

たのに対し、フォローアップキャンプ前では35.5時間（1日平均5.1時間）と減少したことが明らかになりました。また、インターネット依存度を計るテストでも、わずかながら依存度の減少が認められました。

## ■ キャンプの有効性は？

このプログラムでも参加者数が限られているので、統計的な根拠にするには十分ではありません。しかし、少なくともネットをする時間が明らかに減ったことは、セルフディスカバリーキャンプが高い有効性をもっているということができるでしょう。

深刻なネット依存では、ネットから離れているとイライラするなどの離脱症状が現れることがあり、そのためにネットを止めにくくなってしまうことが多く見られます。一定期間、依存物から離れることによってその後の依存度を軽減させることは、他の依存性疾患でも有効な方法とされ、この方法はネット依存にも有効であると考えられています。

セルフディスカバリーキャンプは日常から離れた環境で行われるので、完全にネットから離れることが可能です。また、共同生活による協調的な雰囲気やメンター（学生ボランティア）をはじめとするスタッフのフォロー、さまざまな体験活動への参加なども離脱症状の軽減に役立ったものと考えられます。

2014年のキャンプでは自己効力感の向上が認められましたが、2015年のキャンプでは特に認められませんでした。しかし、ネットをする時間が減っていることを考え合わせると、依存的行動から抜け出せなくて自信を喪失したのではなく、依存的行動から抜け出すことの困難さを自覚した結果として、自己効力感の向上が見られなかったとも考えられます。このキャンプの有効性が減じるわけではありません。

さらに、2016年9月には、フォローアップキャンプの2回目となるセカンドフォローキャンプ（2泊3日）が、2014年と15年キャンプ体験者のうちから7人が参加して実施されました。本キャンプから1～2年経ってからの再キャンプは、「生活の立て直しに役立つ」という声があったそうです。これらのキャンプの治療効果は、確実にあり、今後も継続することが望まれています。

## コラム 韓国の治療合宿

### 「レスキュースクール」で治療

韓国で2007年から開始され、効果を上げているのが11泊12日の「レスキュースクール」という合宿形式の治療です。夏休みや冬休みの期間、全国16カ所で開催されており、中学生男子、高校1年生男子、女子の3種類の合宿が設定されています。運営しているのは中央省庁の青少年福祉院で、そこに青少年相談センター、教育委員会、市などの地域全体の機関が連携し、開催しています。参加に必要な費用は10万ウォン（約9000円）ほどで、これは実際にかかる費用の10%未満の額です（残り費用は国が援助）。

合宿は1カ所につき30名ほどの規模。ただし韓国でも自分から参加を希望するケースは稀で、ほとんどの参加者は親や先生に連れられてくるようです。参加者は共同生活の間に心理療法（精神療法）、音楽や絵画のアートセラピー、陶芸、太鼓などの作業療法、ダイビング、ロッククライミングなどの運動療法を行う一方で、ネットに変わる楽しみとなる読書などの代替活動も提案していきます。活動をはじめて1週間ほどで、参加者に変化が見られるといいます。

### メンターが回復を助ける

この合宿で最も重要な役割を果たすのがメンターと呼ばれる存在です。大学生のボランティアで、参加者の2〜3人に1人がつき、合宿の期間は24時間つききりで行動をともにします。

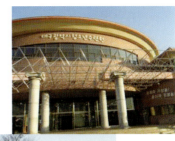

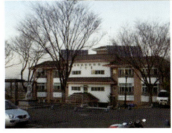

2011年12月、韓国で行われた治療合宿（レスキュースクール）の宿泊施設であるテグ・メトロポリタンユースセンター。

また、合宿はそれだけで完結するものではなく、終了後も3カ月間は週1回の割合でカウンセラーが家庭訪問したり、メンターが参加者と会ったりする機会をつくることになっています。この仕組みのために、合宿後再びネット使用が参加前の状態に戻っていても、またやり直す気持ちになる子どもがいるといいます。

一連のプログラムの目標は、メンターとの信頼関係を通して人との対話力や対社会力を向上させ、ネット使用時間を自分で調節できる力をつけさせることです。プログラム終了後1年では約70%がネット依存から回復を見せているということです。

韓国では今後、この治療プログラムをさらに開催数を増やして継続していくことになっています。

## 久里浜医療センター　家族の対応

# 家族はどう対応すべきか

## ■ 家族が対応を変える

　家族の1人がネット依存に陥ってしまったとき、まわりの家族はどのように対応すればよいのでしょうか。

　患者本人が子どもの場合には「ゲームを止めなさい」「早く寝なさい」「ご飯を食べなさい」などと、家族はどうしても怒りの感情を含んだ言葉をぶつけがちです。しかし、すでにネット依存状態にある本人がネットを止めることはなく、かえって「うるさい」「うざい」「放っておいて」と反抗的な言葉が返ってくるばかりです。それでもなお、家族がネットを止めるように迫ると、暴言や暴力に発展することにつながります。

　いくら心配が募っても、暴言暴力を恐れて腫れ物に触るように遠くから眺めているしかないようでは、家族も次第に疲弊してしまいます。心配な気持ちをそのままぶつけても、何も変わりません。だからといって、放っておけば、本人は見捨てられたように感じてしまいます。

　本人と家族との関係を改善するには、家族が対応を変えていくことが重要です。

## ■ 家庭内を見つめ直す

　家族から見ると、ネット依存による生活の乱れにばかり目が行きがちです。しかし本人からすれば、家庭や学校、職場に何か問題があって、その避難先としてネットの世界があるのかもしれません。ネットが本人にとってどういう意味をもっているのかを探ってみてください。1日に10時間以上もオンラインゲームをしているのが単なる

遊びなのでしょうか。もしかすると、何か辛いことから逃避しているのかもしれません。あるいは何かに挫折し、自分に自信をもつための代償行為としてゲームをしているのかもしれません。

　まず家庭内を見つめ直してください。自分たちを責める必要はありません。もしそこに家族の誰かをネットに向かわせる理由があったとしたら、その理由を改善していく必要があるだけです。

## ■ 家族が抱く心配事

　「勉強をしない」「仕事に行かない」など、ネット依存の本人を前にして家族は心配し戸惑います。そして、なぜネットにはまるのか、どうして止めてくれないのだろうという疑問から、その影響を心配する気持ちが募っていきます。これが家族の内的な心の流れです。

　これまでのネット依存の治療経験のなかから、家族が抱える心配事はおおよそ右の表に集約できます。

## ■ 無理にネットを取り上げない

　表にあるような心配をするあまり、パソコンやゲーム機、スマホを取り上げてしまうと、子どもたちは暴言や暴力をふるうようになります。それだけでなく、ネットカフェで無銭飲食をして補導されたり、パソコン機器などを万引きして捕まったりするケースもあります。

　ネット依存の治療をしようにも、患者本人が自主的に病院を訪れることは稀です。電話相談があり、親が患者を連れて来院す

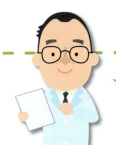

**家族が抱く心配事は？**

- 成績が大幅に下がった
- 無駄なお金を使いすぎている
- 無駄な時間を使いすぎている
- 友人とのつきあいが減ったようだ
- 家族との会話が減った
- 外に出ることが少なくなった
- 食事や睡眠をとっていない
- 本人に問題意識がないように見える
- 「死ね」「うざい」「うるさい」など、言葉づかいが悪くなった
- すぐに怒り、キレやすくなった
- 暴力、暴言が恐ろしい
- 殺伐としたゲーム内容は心に影響しないか
- もっと生産的なことをやってほしい

本人が止めたくても止められないのが「依存」という病気。家族は焦らずに対応しましょう。

るのが約60％。残りの40％は、まず親だけが来て相談し、あとから本人が現れます。しかし本人が来ても、大半はひどく不機嫌な状態です。彼らと向き合う医師たちも、心身ともに消耗することになります。それでも来院のきっかけをつくる家族の働きかけは重要です。

■ 否認を治療に結びつける

すでに述べたように、本人が来院したとしても積極的に治療を受けるということはほとんどありません。多くの場合、「自分には問題がない」「インターネットとは適当に上手くやっている」と主張します。

しかし、そうは言っていても心のどこかでは「マズイことになっている」「このままではよくない」という思いがあります。けれども、自分から「ネットを使いすぎている」「ネットが原因で体調が悪い」「学校に行けなくなった」といったことを打ち明けると、ネットを止めなくてはならなくなります。自分でも問題がわかっているのに止められないのが「依存」なのです。そして、問題に気づきながらそれを認められない状態を医学的には「否認」といいます。

この状態を治療に結びつけるには、否認への適切な対応をすることが必要です。

まずは感情的にならないことが大切です。感情的になって叱りつけたり、パソコンやスマホをいきなり取り上げたり接続を切ったりしてはいませんか。家族にそのようなことをされると、本人は「よくない」ということがわかっていながら理屈では反論できない分、暴力的な反応をしてしまうこともあります。

否認が決して本心ではないということを理解し、本人を信じて声にならない「助けて」という思いを感じ取ってください。話しかけるときは本人がネットを始める前にします。自分の気持ちが落ち着いているときに「私はあなたの健康が心配なのよ」というふうに具体的な言葉をかけるようにしましょう。

回復は一直線ではなく、一進一退を繰り返しながら進んでいきます。家族も治療に参加しようという決心が、本人の支えになります。

### 家族が心がける8つのポイント

ネット依存の子どもたちに対して、家族はどのように対応していけばよいのでしょうか。久里浜医療センターでは、依存症治療の経験で培ったノウハウからネット依存に悩むご家族に8つの対応を勧めています。

#### ❶ 取り引きや駆け引きをしない

1時間勉強したら2時間ネットをしてもよいなどとするのは、一時的な問題解決にしかなりません。子どもからの要求は次第にエスカレートしていきます。

#### ❷ 一貫した毅然とした態度をとる

その日の気分で許容や拒絶をしないようにします。今までは大目に見ていたのに急に厳しくするようなことは逆効果です。ここは譲れないという線を決め、一貫した態度を崩さないようにします。

#### ❸ 一喜一憂しない

症状の回復は一直線にはいかないものです。成功と失敗を繰り返しながら、次第に上向きになっていくことが多いのです。期待が大きすぎると落胆も大きくなるので、意識的にゆったりと構えるようにしましょう。

#### ❹ 1人で判断しない

小さなことでも自分では受け止めきれないと感じる問題が起きたときは、誰かに相談するようにします。相談相手は定期的に受診している医師やカウンセラーが望ましいですが、信頼できる家族や友人でもかまいません。1人では対応できないことも、知恵や経験を集めれば、結果を予測して準備しておくことができます。

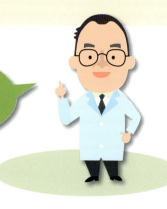

家族は、毅然として一貫性のある態度を示すことが大切だし、1人でなんでも判断しないこと。

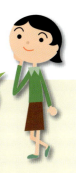

> 同じ悩みをもつ仲間をつくって、家族も元気になればいいんだね。

### ❺ ネットについて学ぶ

本人と話し合うために、子どもが依存しているネットについて学習することは重要です。用語、仕組み、ゲームやサービスの種類、その面白さについて関心をもってください。子どもが依存しているのはどんなゲームか、どんなコミュニティなのか、一つひとつ知識を増やしておくと余裕をもって話ができます。ネット特有の言葉を使えば、本人も「話になるな」と感じるようになります。

### ❻ 「私は」ではじまる「Iメッセージ」で話す

「あなたは○○だ」「○○だから、あなたは」という伝え方は無意識のうちに子どもを責める口調になりがちです。「私はあなたを心配している」「私はこう思っている」など、「私」からはじまる自分目線で話すと口調が柔らかくなります。

### ❼ 仲間をつくる

同じ立場の家族の体験談は、気持ちを整理する助けになります。また、あなたの何気ない体験談がほかの家族を救うこともあります。仲間は心の支えになります。久里浜医療センターでは「ネット依存家族会」という集会を開いています。家族会などでリフレッシュし、見守る家族の側が元気を取りもどすことはとても大切なことです。

### ❽ 家族で同じ対応を目指す

家族全体で統一戦線を張るイメージで、同じ考え方、同じ態度で接するようにします。依存の理解不足による家族の安易な言動は、依存を助長しかねません。子どもは、問題を軽視している家族をむしろ利用して、ますますネットにのめり込んでいきます。

# 久里浜医療センターのネット依存家族会

### 煮詰まった親子関係に新風を

●久里浜医療センターでは、2011年12月に「ネット依存家族会」を立ち上げ、月に1回開催しています。ネット依存に苦しんでいる家族が集まり、それぞれの体験や悩みなどを話し合い、一緒に解決の道を探っていこうという集まりです。

●ネット依存家族会の具体的な活動内容を紹介します。

毎月、原則として第4金曜日に、久里浜医療センターで家族会を開催しています。会の前半はセンターのネット依存治療部門（TIAR）スタッフによるミニ講義（30分）を、会の後半は家族の体験談やスタッフとの意見交換（90分）を行います。参考までに2017年度の家族会の予定表を載せておきます。

講義のテーマは「オンラインゲームとスマートフォン」「合併症について」「依存とは何か」「暴言・暴力への対応」など多岐にわたります。

また、家族会を開かない月には、ネット依存家族ワークショップを開催することになっています。場所は同じく久里浜医療センターで、プログラムの内容は、専門スタッフによる講義、事例検討および意見交換などです。

●家族会に参加するには、当院に通院中のご家族であることが条件です。参加費は1080円。ご家族の皆様がお互いに安心して話し合いができるよう、参加の際には次のルールを設けています。

1. 会のなかで話された内容はいっさい会場外では話さない
2. 他の参加者の批判はしない
3. お互いの日常生活やプライバシーを尊重し、会場の外でのやり取り（メールや電話など）をしない

●はじめて家族会へ参加される場合、家族会にお問い合わせの場合には、ネット依存治療部門（☎ 046-848-1550）までご連絡ください。

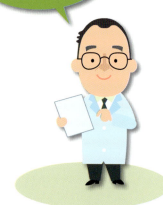

ネット依存家族会は、ネット依存者をかかえる家族の悩みを解決するための大切な集まりです。

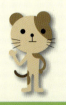
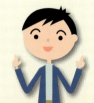

### 2017年度家族会の予定表

| 回 | 日時 | ミニ講義（30分）の内容 |
|---|---|---|
| 第114回 | 5月26日 | オンラインゲームとスマートフォン |
| 第115回 | 6月23日 | 合併症について |
| 第116回 | 8月25日 | 暴言・暴力への対応 |
| 第117回 | 9月15日 | 依存とは何か |
| 第118回 | 10月27日 | 家族への対応 |
| 第119回 | 12月22日 | ペアレントトレーニングに学ぶ子どもの対応 |
| 第120回 | 1月26日 | ネット依存について：その症状・治療・回復 |
| 第121回 | 2月23日 | 10代の子どもの自己の発達 |
| 第122回 | 3月23日 | 日本版レスキュースクールについて |

＊日時は変更になることもあります。

# ［おわりに］
# ネット依存は治療できる

## ■ 3つのレベルで予防策を

スマートフォンが爆発的に普及し、大人から子どもまで、誰でも容易にインターネットを利用できるようになりました。現代人は、まさにネット依存と隣合わせの生活を送っているといえます。私たちはこれからますますインターネットとのつきあい方を工夫していくことが要求されます。

ネット依存への対応を考えるとき、いちばん大切なのは、やはり「予防」です。いかにしてネット依存にならないようにするか、そのためには3つのレベルで予防策が必要になります。

1つ目は国のレベルで行う予防。韓国の例でも見られるような、何らかの法的規制をしていくことが必要ではないでしょうか。

2つ目は、学校レベルで行う予防。予防教育を今後さらに充実させていく必要があります。

そして3つ目は家庭のなかで行う教育。特に両親のネット依存に対する理解を深めていく必要があります。本人に対する教育はもちろん大切ですが、現状を見ると両親の理解が不足しているために十分な予防策を講じることができないケースが多いのです。そのうえで、親子でネットゲームの使い方について取り決めをしていくことが必要でしょう。

## ■ 治療施設の不足が治療を妨げる

医療の面では、患者さんやその家族のための相談システムが必要です。子どもがネット依存かもしれないとなったとき、どこに話をもっていけばいいのか、現状ではそれが明確になっていないため、家族は孤立しがちになってしまいます。

治療においては、症状が軽い人たちを対象にカウンセリングを中心に行う医療機関が必要です。どんな依存にもいえることですが、症状が軽い段階であれば、簡単なカウンセリングを行うだけでかなり治療効果があがります。反対に、時間が経ってしまうと、次第に行動が「固定化」して変えることが難しくなっていきます。

それなのに、ネット依存をあつかう治療施設は、まだまだその数が不足しているのが現実です。

## ■ 大人より子どもの依存が問題

私の観察によれば、成人になってからネット依存になった場合は、ある程度自然に状態がよくなっていくことがあります。ところが子どもの場合は、一度ネット依存の状態が「固定化」してしまうと、改善させるのが難しいという傾向があります。オンラインゲームに執着するあまり、学校に行けなくなり、部屋に引きこもった状態になります。そうした子どもが成人になったときは、自然によくなるということはほとんど期待できません。

子どもがネット依存の徴候を示したら、できるだけ早い時期に治療者が介入して、少しでも状態を改善させることが、子ども

# おわりに●ネット依存は治療できる

久里浜医療センター院長
## 樋口　進

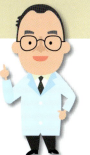

の将来にとって非常に大事なのです。

たとえ治療者が介入したとしても、すぐに状態が改善するとはかぎりません。むしろ、よくなったり逆戻りしたりを繰り返しながら、徐々によくなっていくというケースがほとんどです。ネット依存の治療は、根気強く長い目で見ていくことが大切です。

久里浜医療センターを受診する患者さんの多くは、かなり症状が進んでしまい、家族が困り果てたすえに来院したというケースが大部分です。それゆえ治療に困難がともなうことが多いのですが、それでも、時間をかけ根気よく治療を続けていくうちに、多くの患者さんは状態が改善します。

## ■ 依存の治療は継続が大切

依存にはアルコール依存のような物質依存とギャンブル依存のような「行動依存」があることは、本書のはじめに述べました。ネット依存は「行動依存」に属します。では同じ「行動依存」の、ギャンブル依存とネット依存ではどちらが治すのが難しいでしょうか。

治療者の立場から見ると、ギャンブル依存に比べてネット依存のほうが数段、治療が難しいといわざるをえません。それは何といっても相手が子どもだからです。

同じ依存患者でも、大人の場合はある程度、自分をコントロールする力がついていることが多いのですが、子どもの場合は自分をコントロールしにくく、欲望や感情に支配されることが多いのです。それは脳の発達過程から見てもいえることで、子ども

が自力で自分をコントロールすることは難しいのです。大人の場合は、治療が嫌だと思っても周囲の目もあるので仕方なく受診することもありますが、子どもの場合はそういったことは一切ありません。彼らは嫌だと思ったら絶対に治療を受けようとしないし、病院にも行こうとしません。そこにこの病気の治療の難しさがあるのです。

だからこそ、早いうちに治療を受けることが重要なのですが、依存の症状が進んでしまったとしても、専門の医療機関にかかって継続的に治療を受けさえすれば、状態は必ず改善します。

## ■ 発達障害だけが原因ではない

また、医療者のなかからネット依存は発達障害の症状であるとする声を耳にすることがあります。たしかに発達障害、特にADHDと自閉症スペクトラム障害はネット依存のリスク要因と見ることができます。しかし、これらはあくまでもリスク要因であって、発達障害だけがネット依存の原因ではありません。久里浜医療センターで治療を受けている患者さんの場合、約半数くらいは発達障害の傾向をもつほか、うつ病や社交不安障害なども合併していると見ていますが、残りの半数はごく普通の人がネット依存になっているのです。

ネット依存を発達障害の症状の1つとする考え方は、この病気の治療をミスリードする恐れがあることを、あえてつけ加えておきます。

## ［資料］
# 「ネット依存」専門治療施設

| 施設名 | 郵便番号 |
|---|---|
| 札幌太田病院 | 063-0005 |
| 旭山病院 | 064-0946 |
| 手稲渓仁会病院 | 006-8555 |
| 幹メンタルクリニック | 064-0820 |
| 医療法人東北会　東北会病院 | 981-0933 |
| ワナクリニック | 981-0915 |
| 医療法人秀山会　白峰クリニック | 330-0071 |
| 浦和まはろ相談室 | 330-0056 |
| 医療法人社団利田会　周愛利田クリニック | 114-0016 |
| 医療法人利田会　周愛巣鴨クリニック | 170-0002 |
| 医療法人社団榎会　榎本クリニック | 171-0021 |
| 独立行政法人国立病院機構　久里浜医療センター | 239-0841 |
| 大石クリニック | 231-0058 |
| ヒーリング＆リカバリーインスティテュート<br>水澤都加佐 カウンセリングオフィス | 231-0013 |
| 医療法人杏野会　各務原病院 | 504-0861 |
| マリアの丘クリニック | 422-8058 |
| 幸地クリニック | 650-0021 |
| 医療法人宮本会 紀の川病院 | 649-6246 |
| 岡山県精神科医療センター | 700-0915 |
| こころ ころころ　クリニック | 811-2413 |
| のぞえ総合心療病院 | 830-0053 |
| 希望ヶ丘病院 | 861-3131 |
| 向陽台病院 | 861-0142 |
| 竹下粧子クリニック | 870-0047 |
| 森口病院 | 892-0873 |

このリストは、久里浜医療センター・ネット依存治療部門のホームページから転載させていただきました。リストは各都道府県・政令指定市の精神保健福祉センターの情報（2016 年 8 ～ 9 月）を基に作成されています。

また、本リストに記載を希望されない施設もあったため、一部の施設はこのリストにはありません。

| 所在地 | 電話番号 |
| --- | --- |
| 札幌市西区山の手 5 条 5 丁目 1-1 | 011-644-5111 |
| 札幌市中央区双子山 4 丁目 3 番 33 号 | 011-641-7755 |
| 札幌市手稲区前田 1 条 12-1-40 | 011-681-8111 |
| 札幌市中央区大通西 20-2-20 EXCEL S1 ビル 5 階 | 011-622-2525 |
| 仙台市青葉区柏木一丁目 8-7 | 022-234-0461 |
| 仙台市青葉区通町 2-9-1 | 022-275-8186 |
| さいたま市浦和区上木崎 4-2-25 | 048-831-0012 |
| さいたま市浦和区東仲町 19-2 | 048-796-7630 |
| 東京都北区上中里 3-6-13 | 03-3911-3050 |
| 東京都豊島区巣鴨 1-27-2 | 03-6902-1451 |
| 東京都豊島区西池袋 1-2-5 | 03-3982-5321 |
| 横須賀市野比 5-3-1 | 046-848-1550 |
| 横浜市中区弥生町 4-41 大石第一ビル | 045-262-0014 |
| 横浜市中区住吉町 2-21-1 フレックスタワー横浜関内 504 | 045-663-9027 |
| 岐阜県各務原市東山 1-60 | 058-389-2228 |
| 静岡市駿河区中原 930-1 | 054-202-7031 |
| 兵庫県神戸市中央区三宮町 2-11-1 センタープラザ西館 7F | 078-599-7365 |
| 和歌山県岩出市吉田 47-1 | 0736-62-4325 |
| 岡山市北区鹿田本町 3-16 | 086-225-3821 |
| 福岡県糟屋郡篠栗町尾仲 38-1 | 092-931-5656 |
| 福岡県久留米市藤山町 1730 | 0942-22-5311 |
| 熊本県上益城郡御船町豊秋 1540 | 096-282-1045 |
| 熊本市北区植木町鐙田 1025 | 096-272-7211 |
| 大分県大分市中島西 1 丁目 1-24 中島ビル 2 F | 097-533-2874 |
| 鹿児島県鹿児島市下田町 1763 | 099-243-6700 |

# ［資料］
# 全国の精神保健福祉センター

| 都道府県<br>指定都市 | センター名 | 開設年月 | 郵便番号 |
|---|---|---|---|
| 北海道 | 北海道立精神保健福祉センター | 昭 43.4 | 003-0027 |
| 札幌市 | 札幌市精神保健福祉センター | 平 9.4 | 060-0042 |
| 青森県 | 青森県立精神保健福祉センター | 平 6.11 | 038-0031 |
| 岩手県 | 岩手県精神保健福祉センター | 昭 48.7 | 020-0015 |
| 宮城県 | 宮城県精神保健福祉センター | 平 13.4 | 989-6117 |
| 仙台市 | 仙台市精神保健福祉総合センター（はあとぽーと仙台） | 平 9.4 | 980-0845 |
| 秋田県 | 秋田県精神保健福祉センター | 昭 54.7 | 010-0001 |
| 山形県 | 山形県精神保健福祉センター | 昭 47.4 | 990-0021 |
| 福島県 | 福島県精神保健福祉センター | 平 7.10 | 960-8012 |
| 茨城県 | 茨城県精神保健福祉センター | 平 3.6 | 310-0852 |
| 栃木県 | 栃木県精神保健福祉センター | 昭 43.4 | 329-1104 |
| 群馬県 | 群馬県こころの健康センター | 昭 61.1 | 379-2166 |
| 埼玉県 | 埼玉県立精神保健福祉センター | 昭 40.7 | 362-0806 |
| さいたま市 | さいたま市こころの健康センター | 平 15.4 | 338-0003 |
| 千葉県 | 千葉県精神保健福祉センター | 昭 46.2 | 260-0801 |
| 千葉市 | 千葉市こころの健康センター | 平 13.7 | 261-0003 |
| 東京都 | 東京都立中部総合精神保健福祉センター | 昭 47.10 | 156-0057 |
| 東京都 | 東京都立多摩総合精神保健福祉センター | 平 4.4 | 206-0036 |
| 東京都 | 東京都立精神保健福祉センター | 昭 41.7 | 110-0015 |
| 神奈川県 | 神奈川県精神保健福祉センター | 昭 35.4 | 233-0006 |
| 横浜市 | 横浜市こころの健康相談センター | 平 14.4 | 231-0021 |
| 川崎市 | 川崎市精神保健福祉センター | 平 14.4 | 210-0005 |
| 相模原市 | 相模原市精神保健福祉センター | 平 22.4 | 252-5277 |
| 新潟県 | 新潟県精神保健福祉センター | 昭 43.4 | 950-0994 |
| 新潟市 | 新潟市こころの健康センター | 平 19.4 | 951-8133 |
| 富山県 | 富山県心の健康センター | 昭 40.10 | 939-8222 |
| 石川県 | 石川県こころの健康センター | 昭 41.10 | 920-8201 |
| 福井県 | 福井県精神保健福祉センター | 昭 47.4 | 910-0026 |
| 山梨県 | 山梨県立精神保健福祉センター | 昭 46.4 | 400-0005 |
| 長野県 | 長野県精神保健福祉センター | 昭 47.10 | 380-0928 |
| 岐阜県 | 岐阜県精神保健福祉センター | 昭 33.4 | 502-0854 |
| 静岡県 | 静岡県精神保健福祉センター | 昭 41.4 | 422-8031 |
| 静岡市 | 静岡市こころの健康センター | 平 17.4 | 420-0821 |

精神保健福祉センターは、国民の心の健康を保つため、また精神障害者の社会復帰を支援するために、各県1カ所以上に設置されています。心の悩みや引きこもり、薬物・アルコールなどの依存症の相談にも応じてくれます。ネット依存症についても、家族だけで悩まずにセンターと相談してみてはいかがでしょう。リストは厚生労働省提供の一覧表をもとに作成。

| 所在地 | 電話番号 |
| --- | --- |
| 札幌市白石区本通 16 丁目北 6 番 34 号 | 011-864-7121 |
| 札幌市中央区大通西 19 丁目 WEST19 4F | 011-622-0556 |
| 青森市三内字沢部 353 番地 92 | 017-787-3951 |
| 盛岡市本町通 3 丁目 19 番 1 号 | 019-629-9617 |
| 大崎市古川旭 5 丁目 7-20 | 0229-23-0302 |
| 仙台市青葉区荒巻字三居沢 1-6 | 022-265-2191 |
| 秋田市中通 2 丁目 1 番 51 号 | 018-831-3946 |
| 山形市小白川町 2 丁目 3-30 | 023-624-1217 |
| 福島市御山町 8-30 | 024-535-3556 |
| 水戸市笠原町 993-2 | 029-243-2870 |
| 宇都宮市下岡本町 2145-13 | 028-673-8785 |
| 前橋市野中町 368 番地 | 027-263-1166 |
| 北足立郡伊奈町大字小室 818-2 | 048-723-3333 |
| さいたま市中央区本町東 4 丁目 4 番 3 号 | 048-851-5665 |
| 千葉市中央区仁戸名町 666-2 | 043-263-3891 |
| 千葉市美浜区高浜 2-1-16 | 043-204-1582 |
| 世田谷区上北沢 2-1-7 | 03-3302-7575 |
| 多摩市中沢 2-1-3 | 042-376-1111 |
| 台東区東上野 3-3-13 プラチナ第 2 ビル | 03-3834-4100 |
| 横浜市港南区芹が谷 2-5-2 | 045-821-8822 |
| 横浜市中区日本大通 18 番地 KRC ビル 6 階 | 045-671-4455 |
| 川崎市川崎区東田町 8 番地パレール三井ビル 12 階 | 044-200-3195 |
| 相模原市中央区富士見 6-1-1 ( ウェルネスさがみはら 7F) | 042-769-9818 |
| 新潟市中央区上所 2 丁目 2-3 （新潟ユニゾンプラザハート館） | 025-280-0111 |
| 新潟市中央区川岸町 1-57-1 | 025-232-5551 |
| 富山市蜷川 459 番 1 | 076-428-1511 |
| 金沢市鞍月東 2 丁目 6 番地 | 076-238-5761 |
| 福井市大手 3 福井市光陽 2 丁目 3-36 繊協ビル 2 階 | 0776-24-5135 |
| 甲府市北新 1 丁目 2-12 山梨県福祉プラザ 3 階 | 055-254-8644 |
| 長野市若里 7-1-7 | 026-227-1810 |
| 岐阜市鷺山向井 2563-18 岐阜県障がい者総合相談センター内 | 058-231-9724 |
| 静岡市駿河区有明町 2-20 | 054-286-9245 |
| 静岡市葵区柚木 240 番地 | 054-262-3011 |

| 都道府県<br>指定都市 | センター名 | 開設年月 | 郵便番号 |
|---|---|---|---|
| 浜松市 | 浜松市精神保健福祉センター | 平 19. 4 | 430-0929 |
| 愛知県 | 愛知県精神保健福祉センター | 昭 46. 4 | 460-0001 |
| 名古屋市 | 名古屋市精神保健福祉センター | 平 12.12 | 453-0024 |
| 三重県 | 三重県こころの健康センター | 昭 61. 5 | 514-8567 |
| 滋賀県 | 滋賀県立精神保健福祉センター | 平 4. 9 | 525-0072 |
| 京都府 | 京都府精神保健福祉総合センター | 昭 57. 6 | 612-8416 |
| 京都市 | 京都市こころの健康増進センター | 平 9. 4 | 604-8854 |
| 大阪府 | 大阪府こころの健康総合センター | 平 6. 4 | 558-0056 |
| 大阪市 | 大阪市こころの健康センター | 平 12. 4 | 534-0027 |
| 堺市 | 堺市こころの健康センター | 平 18. 4 | 590-0808 |
| 兵庫県 | 兵庫県立精神保健福祉センター | 昭 41. 4 | 651-0073 |
| 神戸市 | 神戸市こころの健康センター | 平 13. 4 | 650-0044 |
| 奈良県 | 奈良県精神保健福祉センター | 昭 64. 1 | 633-0062 |
| 和歌山県 | 和歌山県精神保健福祉センター | 昭 56. 4 | 640-8319 |
| 鳥取県 | 鳥取県立精神保健福祉センター | 平 3.10 | 680-0901 |
| 島根県 | 島根県立心と体の相談センター | 昭 53.10 | 690-0011 |
| 岡山県 | 岡山県精神保健福祉センター | 昭 46. 4 | 700-0985 |
| 岡山市 | 岡山市こころの健康センター | 平 21. 4 | 700-8546 |
| 広島県 | 広島県立総合精神保健福祉センター | 昭 62. 8 | 731-4311 |
| 広島市 | 広島市精神保健福祉センター | 平 5. 4 | 730-0043 |
| 山口県 | 山口県精神保健福祉センター | 昭 47. 4 | 747-0801 |
| 徳島県 | 徳島県精神保健福祉センター | 昭 28.12 | 770-0855 |
| 香川県 | 香川県精神保健福祉センター | 昭 42. 4 | 760-0068 |
| 愛媛県 | 愛媛県心と体の健康センター | 昭 47. 4 | 790-0811 |
| 高知県 | 高知県立精神保健福祉センター | 昭 48. 4 | 780-0850 |
| 福岡県 | 福岡県精神保健福祉センター | 昭 41. 5 | 816-0804 |
| 北九州市 | 北九州市立精神保健福祉センター | 平 9. 4 | 802-8560 |
| 福岡市 | 福岡市精神保健福祉センター | 平 12.11 | 810-0073 |
| 佐賀県 | 佐賀県精神保健福祉センター | 昭 59. 1 | 845-0001 |
| 長崎県 | 長崎こども・女性・障害者支援センター<br>障害者支援部精神保健福祉課 | 昭 44.10 | 852-8114 |
| 熊本県 | 熊本県精神保健福祉センター | 昭 47. 4 | 862-0920 |
| 熊本市 | 熊本市こころの健康センター | 平 24. 4 | 862-0971 |
| 大分県 | 大分県精神保健福祉センター | 昭 50. 4 | 870-1155 |
| 宮崎県 | 宮崎県精神保健福祉センター | 昭 49.10 | 880-0032 |
| 鹿児島県 | 鹿児島県精神保健福祉センター | 昭 42. 4 | 890-0021 |
| 沖縄県 | 沖縄県立総合精神保健福祉センター | 昭 49. 3 | 901-1104 |

| 所在地 | 電話番号 |
|---|---|
| 浜松市中区中央 1-12-1 静岡県浜松総合庁舎 4F | 053-457-2709 |
| 名古屋市中区三の丸 3 丁目 2 番 1 号東大手庁舎 | 052-962-5377 |
| 名古屋市中村区名楽町 4 丁目 7 番地の 18 中村保健所等複合施設 5 階 | 052-483-2095 |
| 津市桜橋 3 丁目 446-34 三重県津庁舎保健所等 2 階 | 059-223-5241 |
| 草津市笠山 8-4-25 | 077-567-5010 |
| 京都市伏見区竹田流池町 120 | 075-641-1810 |
| 京都市中京区壬生仙念町 30 | 075-314-0355 |
| 大阪市住吉区万代東 3-1-46 | 06-6691-2811 |
| 大阪市都島区中野町 5 丁目 15 番 21 号都島センタービル 3F | 06-6922-8520 |
| 堺市堺区旭ヶ丘中町 4-3-1 健康福祉プラザ 3 階 | 072-245-9192 |
| 神戸市中央区脇浜海岸通 1 丁目 3 番 2 号 | 078-252-4980 |
| 神戸市中央区東川崎町 1 丁目 3-3 神戸ハーバーランドセンタービル 9 階 | 078-371-1900 |
| 桜井市粟殿 1000 番地 | 0744-47-2251 |
| 和歌山市手平 2 丁目 1 番 2 号 | 073-435-5194 |
| 鳥取市江津 318 番地 1 | 0857-21-3031 |
| 松江市東津田町 1741 番地 3 いきいきプラザ島根 2 階 | 0852-32-5905 |
| 岡山市北区厚生町 3 丁目 3 番 1 号 | 086-201-0850 |
| 岡山市北区鹿田町 1 丁目 1 番 1 号 | 086-803-1273 |
| 安芸郡坂町北新地 2 丁目 3-77 | 082-884-1051 |
| 広島市中区富士見町 11 番 27 号 | 082-245-7746 |
| 防府市駅南町 13-40 | 0835-27-3480 |
| 徳島市新蔵町 3 丁目 80 番地 | 088-625-0610 |
| 高松市松島町 1-17-28 香川県高松合同庁舎 4 階 | 087-804-5565 |
| 松山市本町 7-2 愛媛県総合保健福祉センター内 | 089-911-3880 |
| 高知市丸ノ内 2 丁目 4 番 1 号 | 088-821-4966 |
| 春日市原町 3 丁目 1-7 | 092-582-7500 |
| 北九州市小倉北区馬借 1 丁目 7 番 1 号 | 093-522-8729 |
| 福岡市中央区舞鶴 2-5-1 | 092-737-8825 |
| 小城市小城町 178-9 | 0952-73-5060 |
| 長崎市橋口町 10-22 | 095-844-5115 |
| 熊本市東区月出 3 丁目 1-120 | 096-386-1255 |
| 熊本市中央区大江 5 丁目 1- 1 ウェルパルくまもと 3 階 | 096-366-1171 |
| 大分市大字玉沢字平石 908 番地 | 097-541-5276 |
| 宮崎市霧島 1 丁目 1-2 | 0985-27-5663 |
| 鹿児島市小野 1 丁目 1 番 1 号ハートピア鹿児島 2 階 | 099-218-4755 |
| 島尻郡南風原町宮平 212-3 | 098-888-1443 |

# 索引

## ［和文］

### あ

アルコール依存 ……………………………56
アルコール依存と遺伝 ……………………58
アルコール依存の脳 ………………………66

### い

インターネット依存度テスト（IAT20）……20
インターネットの世代別利用状況 ………24
インドネシアのネット依存状況 …………22

### う

運動機能検査 ………………………………104

### え

エコノミークラス症候群 …………………21

### お

岡山県のスマホ対策 ………………………94
オンラインゲーム ……………………32, 44

### か

灰白質 ………………………………………70
カウンセリング ……………………………108
学習障害 ……………………………………40
仮想現実 ……………………………………45
家族が心がける8つのポイント …………126
家族の対応 …………………………………124
可塑性 ………………………………………72
刈谷市の規制プログラム …………………94
韓国のインターネットカフェ ……………4
韓国の治療合宿 ……………………………123
韓国のネット依存状況 ……………………21
韓国のネット規制 …………………………91

### き

機能的磁気共鳴画像法（fMRI）…………63
ギャンブル依存 ……………………………57
強制的シャットダウン制度 …………22, 91
キンバリー・ヤング …………………3, 8, 20

### く

空腹時血糖値 ………………………………102
国別・ネット利用の目的別に見た依存状況 ……25
久里浜医療センター ………………………100
グループディスカッション ………………110
グループランチ ……………………………112

### け

ゲーム依存 …………………………………52
ゲーム障害 …………………………………7
血清アルブミン ……………………………102

### こ

行動嗜癖 ……………………………………3
骨密度検査 …………………………………102
子どもたちのネット利用の実態調査 ……28

### し

自治体のネット依存予防 …………………94
シナプス ……………………………………64
自閉症スペクトラム障害（ASD）……40, 47, 81
社交不安障害 …………………………41, 47
集団認知行動療法 …………………………114
シューティングゲーム ……………33, 44, 86
受容体 ………………………………………64
踵骨検査 ……………………………………103
衝動性と脳 …………………………………62
情報通信端末の世帯保有率の推移 ………50
『情報通信白書』 …………………………25
神経幹細胞 ……………………………72, 74
神経細胞の脱落 ……………………………70
神経線維の異常 ……………………………71
神経伝達物質 ………………………………64
診断質問票（DQ）…………………………8, 9
シンデレラ法　→強制的シャットダウン制度
心理学検査 …………………………………105

### す

睡眠時間とネット利用時間の関係 ………31

| | |
|---|---|
| スマホサミット……………………98 | 日本版レスキュースクール……………118 |
| スマホ制限キャンペーン…………96 | 認知行動療法（CBT）……………89, 101, 112 |
| **せ** | 認知の「ゆがみ」………………89, 112 |
| 生活行動記録………………………88 | **ね** |
| 青少年ネット規制法………………90 | ネット依存……………………………2 |
| 精神保健福祉センター……………134 | ネット依存外来の治療の流れ………101 |
| 赤血球数……………………………102 | ネット依存が生活に与える影響……27 |
| セルフディスカバリーキャンプ……118 | ネット依存家族会……………………128 |
| 選択的シャットダウン制度…………92 | ネット依存が引き起こす体の不調……38 |
| 前頭前野……………………………48, 60 | ネット依存傾向の国際比較…………26 |
| **そ** | 「ネット依存」専門治療施設…………130 |
| ソーシャル・スキル・トレーニング（SST）… 112, 115 | ネット依存になりやすいタイプ……46 |
| 側坐核………………………………64 | ネット依存の定義……………………7 |
| **た** | ネット依存のテスト………………8, 10 |
| 大脳辺縁系…………………………61 | ネット依存の脳………………………66 |
| タイマー……………………………82 | ネット依存を起こしやすい環境……50 |
| ダウンレギュレーション…………68 | ネットの1日の利用時間……………29 |
| 多人数同時参加型オンライン | ネット利用のルールづくり…………78 |
| 　　ロールプレイングゲーム………32, 44 | **の** |
| **ち** | 脳機能検査…………………………105 |
| 注意欠如・多動性障害（ADHD）……… 40, 47, 81 | 脳の司令塔…………………………60, 63 |
| 中性脂肪値…………………………102 | **は** |
| 朝食のとり方とネット利用時間の関係………31 | パーキンソン病……………………74 |
| 治療キャンプ………………………118 | 肺機能検査…………………………104 |
| **つ** | 白質…………………………………70 |
| 通信利用動向調査…………………24 | 発達障害……………………………40, 129 |
| **と** | 発達障害とコミュニケーション……81 |
| 投射ニューロン……………………64 | 発達障害と遺伝要因…………………58 |
| 島皮質………………………………61 | **ふ** |
| ドーパミン…………………………64, 67 | 不安障害……………………………108 |
| ドーパミン受容体…………………68 | フィルタリング……………………82 |
| **に** | フィルタリング機能………………83 |
| ニコチン依存………………………57 | フォローアップキャンプ…………121 |
| ニコチン依存と遺伝………………58 | 腹側被蓋野…………………………64 |
| 日本のネット依存傾向……………24 | 物質依存……………………………2 |

## へ

ペアレンタルコントロール ……………………… 82

ヘモグロビン A1c（HbA1c）……………… 102

## ほ

報酬系 ………………………………… 62, 64, 68

報酬欠乏症 ……………………………………… 68

## や

薬物依存 ……………………………………… 56

薬物依存の脳の回復 ……………………… 72

## り

離脱症状 ……………………………………… 57

## れ

レスキュースクール ………………………… 123

## ［欧文］

### A

ADHD（Attention Deficit Hyperactivity
Disorder）→注意欠如・多動性障害

ASD（Autism Spectrum Disorder）
→自閉症スペクトラム障害

### C

CBT（Cognitive Behavioral Therapy）
→認知行動療法

CUE ……………………………………………… 67

### D

DQ（Diagnostic Questionnaire）→診断質問票

DSM-5 ……………………………………………… 7

### F

fMRI（functional MRI）→機能的磁気共鳴画像法

FPS（First-Person Shooter）……………… 33, 44

### I

IAT20　→インターネット依存度テスト

ICD-11 …………………………………………… 7

IGDT-10 ……………………………………… 10, 11

### M

Massively Multiplayer Online
Role-Playing Game（MMORPG）→多人数同
時参加型オンラインロールプレイングゲーム

MOBA（Multiplayer Online Battle Arena）… 33

### N

NIP（New Identity Program）…………… 101, 112

NIP の治療プログラム ……………………… 113

### S

SNS（Social Networking Service）………… 33

SNS 東京ルール ……………………………… 93

SST（Social Skill Training）
→ソーシャル・スキル・トレーニング

### T

Ten-Item Internet Gaming Disorder Test
→ IGDT-10

# MINERVA Excellent Series
## 刊行のことば

　新しい時代の要請に合致した本格的な教養書は可能か——そんな読者の声に応えて創刊されるのが、このシリーズである。というのも、いま「本」との出会いがスマホや電子書籍などデジタル時代の到来によって劇的に変わろうとしているからである。

　たしかにボタンひとつでどのような情報も手に入るのだから便利このうえない世の中になった、といえよう。しかし、何かが違う、そうした違和感を覚える読者が意外にも多い。本来求めているものは、そんな安直なものではないはずである。

　このシリーズは〈サイエンス〉〈心理〉〈福祉〉〈歴史〉という四つのジャンルによって構成される。もっともこれらによって現代の問題の大部分は集約できると考えられるからである。

　現代という複雑怪奇な時代のなかで、われわれはどう生きるべきか、解決を迫られる今日的課題にどう対応すべきか——。日々模索を続ける読者に具体的なノウハウ（知恵）を提供するものでありたい、そう考えてこのシリーズを始める。

　斯界の第一人者による監修によって若い人からお年寄りまで世代を問わず、体系的な知識と問題解決のための指針が得られるシリーズでありたい。

〔見る〕オールカラーの図版や写真・イラストでわかりやすく解説され、
〔読む〕断片的な知識の羅列ではなく総合的・体系的な知識が獲得でき、
〔知る〕書斎のなかでの教養にとどまらず暮らしに役立つ生きた知識が身につく、

　という特色をもつこのシリーズは図鑑としての特性を最大限に活かし、「書物」のおもしろさと素晴らしさを兼ね備え、たんに見て楽しむだけではなく知的好奇心を満たすとともに、困難な時代を生き抜くための本格的な教養書として編集される。そして、読者にこの本に出会えてよかった、と喜んでもらえるシリーズにしたいと考えている。


　2017 年 10 月

ミネルヴァ書房

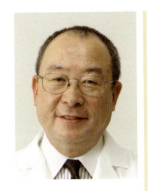

［監修者紹介］

# 樋口　進 （ひぐち すすむ）

独立行政法人国立病院機構久里浜医療センター院長。1979年東北大学医学部卒。米国立保健研究所留学、国立久里浜病院臨床研究部長、同病院副院長などを経て現職。国際アルコール医学生物学会理事長、厚生労働省依存検討会座長を歴任し、現在はWHO研究・研修協力センター長、WHO専門家諮問委員、厚生労働省厚生科学審議委員、日本アルコール関連問題学会理事長、国際行動嗜癖学会理事などを務める。日本におけるアルコール依存、ギャンブル依存など依存症研究の第一人者であり、臨床医である。日本のネット依存研究の草分け的存在でもあり、現在も精力的に治療に取り組んでいる。

［編集］

株式会社 桂樹社グループ

［執筆協力］

小島強一・田中 學

［イラスト］

矢寿ひろお・卯坂亮子

［本文レイアウト組版・図版制作］

株式会社 桂樹社グループ

［装丁］

松村紗恵・呉玲奈（株式会社 プラメイク）

MINERVA Excellent Series ①
心理 NOW！
心と体を蝕む「ネット依存」から
子どもたちをどう守るのか

2017年11月30日　初版第1刷発行　　〈検印省略〉

定価はカバーに表示しています

監修者　樋　口　　　進
発行者　杉　田　啓　三
印刷者　和　田　和　二

発行所　株式会社　ミネルヴァ書房
607-8494　京都市山科区日ノ岡堤谷町1
電話代表（075）581-5191
振替口座 01020-0-8076

©樋口 進, 2017　　　　　　　　　　平河工業社

ISBN978-4-623-08082-3

Printed in Japan

新しい時代の本格的な教養書シリーズ

# MINERVA Excellent Series
## サイエンスNOW！

B5判/美装カバー/オールカラー

河岡義裕/今井正樹 監修

## 猛威をふるう「ウイルス・感染症」にどう立ち向かうのか

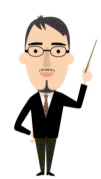

144頁/本体1800円

新型インフルエンザやエボラウイルスなど、ウイルス感染症が人類を脅かす。
謎の多いウイルス・感染症に人類はどう立ち向かえばよいのか。
その特徴や感染のしくみ、感染対策をわかりやすく解説したウイルス対策本の決定版。

---

＊姉妹編＊

鎌田浩毅 監修・著

## せまりくる「天災」とどう向きあうか

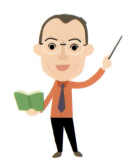

B5判/美装カバー/オールカラー
160頁/本体1800円

地球のしくみや災害の発生するメカニズムをわかりやすくオールカラーで図解。
また防災への備えを家庭、職場、学校などのケース別に、着実に実行する具体的方法を、
地球科学研究の第一人者の鎌田浩毅先生が案内する。

――― ミネルヴァ書房 ―――
http://www.minervashobo.co.jp/